JN318635

SHODENSHA
SHINSHO

と脳の科学

良彦

祥伝社新書

はじめに

「人は眠るために眠るのではなく、活動するために眠るのだ」

十八世紀、ドイツの実験物理学者ゲオルク・クリストフ・リヒテンベルクは、睡眠についてこのように述べています。一読すると、ごく当たり前のようですが、睡眠科学を研究する私には、非常に含蓄を含む言葉に思えます。

「人はなぜ、人生の3分の1もの時間を眠りに費《つい》やすのか」「人はなぜ、睡眠と覚醒《かくせい》を連綿と繰《く》り返すのか」この疑問については、古くから神話、哲学、宗教、自然科学などさまざまな観点から論じられてきました。

たとえば、古代ヨーロッパの神話では「睡眠は、生体外のなんらかの神秘的な力の仕業《しわざ》（「睡眠外因説」）」とされ、その神秘的な力の源泉を神、悪魔、天使らに求めています。つまり、人間は神や悪魔に眠らされている、ということです。

しかし、古代ギリシャに時代が下ると、自然哲学者たちは、睡眠を「生と死の中間の状態」ととらえ、睡眠は「血液中の熱元素がいくらか冷やされた状態」であり、

「完全に冷やされた状態が死である」と言い、「生体内のなんらかの変化により、人は眠る」と考えるようになりました。これが「睡眠内因説」で、数千年を経《へ》た現代睡眠科学につながります。

それでは、宗教的にはどうでしょう。『新約聖書』では、「イエスは永遠に目覚《めざ》めたものであり、眠らずにいることは肉体的な疲労を克服するだけではなく、精神的な力を証明するものである」とされています。仏教では、「睡眠は心を覆《おお》う五つの蓋《ふた》のひとつ」ととらえられ、「睡眠を誘発するのは魔羅《まら》（悟《さと》りを妨《さまた》げる煩悩《ぼんのう》）である」と戒《いまし》めています。

イエス・キリストや仏陀《ブッダ》が睡眠をとらなかったのかどうかわかりませんが、凡人が眠らないで過ごすことなど無理な相談。このため、人々が惰眠《だみん》を貪《むさぼ》ることのないよう、宗教的には睡眠を戒めたのでしょう。

このように、睡眠科学が発展する以前、睡眠は悪魔の仕業、煩悩、あるいは、死と生の中間状態などとネガティブにとらえられていました。これは、睡眠について科学的に何もわかっていなかったことが原因です。

そこで、冒頭の「活動するために眠るのだ」というリヒテンベルクの単純明快な言葉を思い出してください。睡眠科学がまだ発展していない一七七〇年代に、睡眠をポジティブにとらえた彼の言葉は、まさにひとつのエポックと言えるでしょう。

睡眠科学は、ほんの100年ほど前に黎明《れいめい》を迎え、ドイツの精神科医ハンス・ベルガーの脳波の発見により発展し、この20～30年間に急速に進歩しています。その結果、科学的に次のようなことがわかり始めました。
①人は、活動するために疲れた脳や体を休ませ、心身のストレスを解消するために眠る。
②また、脳に入ってきたさまざまな情報を整理して、記憶としてとどめておくために眠る。
③さらに、睡眠が不足すると免疫《めんえき》力が低下して重大な病気を引き起こす。
本書では、睡眠のメカニズムや人体・脳に対する睡眠の役割を解き明かすと共に、深夜勤務のシフトワーカー、資格試験に挑むビジネスマン、受験に追われる学生のための睡眠術や、不眠に悩む人のための睡眠環境を解説しています。

現代は24時間社会と言われるように、なかなか眠れず、日常生活に支障を来《きた》す人が多くなっています。私の勤める杏林大学医学部付属病院精神神経科に睡眠障害を訴え入院する患者さんは、以前に比べ、2～3倍増という状況です。

もし、読者のなかに睡眠の悩みを抱える人がいらっしゃるようなら、本書を参考に、ぜひ、快眠を取り戻していただければ幸いです。

二〇一四年一月

古賀《こが》 良彦《よしひこ》

目次

第1章　睡眠のメカニズム

第2章　睡眠が脳を活性化させる

第3章　快眠できる環境を作る

第4章　ケース別の睡眠術

第5章　睡眠と病気の関係

第6章　急増中の「かくれ不眠」

編集協力　佐々木重之
図版作成　篠　宏行

第1章

睡眠のメカニズム

「ベッドに入っても、なかなか寝つけない」「朝が苦手で、目覚まし時計が鳴っても起きられない」このような悩みを訴える人が少なくありません。睡眠は人間の生命活動に不可欠なのに、なぜ、人によって睡眠の質や睡眠時間が異《こと》なるのでしょうか。

この章ではまず、人間はなぜ眠るのか、なぜ睡眠が必要なのか、そのメカニズムから見ていきましょう。

人体における睡眠の役割

改めてお聞きします。人間にはなぜ、睡眠が必要なのでしょう。

その答えは「はじめに」で述べたように、脳や体の疲労を取るために、記憶を定着させるために必要だから。そうであれば、人間は脳や体が疲れると眠気《ねむけ》が強まり自然に眠る、と思う人が多いのではないでしょうか。

たしかに、人間の睡眠は、「夜になると眠くなる」という体内機構と「疲れたら眠る」という恒常性維持機構（ホメオスタシス）のふたつの機構により、コントロールされています。

しかし、脳や体がいくら疲れても、人間は受動的に眠れるわけではありません。眠るためには、〝睡眠中枢《すいみんちゅうすう》〟と呼ばれる脳幹《のうかん》の〝橋《きょう》〟という部分に位置する縫線核《ほうせんかく》や青斑核《せいはんかく》からの「眠れ」という指令が必要なのです。

つまり、脳は体や脳自身の疲れを取るために、能動的に睡眠スイッチを入れている、ということです。ただし、すべての脳が休めるわけではありません。脳幹は呼吸、体温調節、循環器の機能調節など生命維持に必要な働きを司《つかさど》っているので、人間が生きている限り、休むことなく働き続けます。

これに対し、知覚、推理、思考、記憶など、脳の高度な機能（高次機能）を司る大脳皮質《だいのうひしつ》は、疲れた時に休むことができます。大脳皮質は、約150億〜200億もの神経細胞（ニューロン）で構成されています。人間が1日活動すると、大脳皮質には膨大《ぼうだい》な情報がインプットされます。その情報を整理し、記憶にとどめたり、消去したり、脳自身を休ませるためにも睡眠が必要なのです。

いっぽう、体の疲労回復や傷《いた》んだ組織の修復を行なう成長ホルモン（34ページで詳述）は、主に入眠直後の深い睡眠時に脳下垂体《のうかすいたい》から分泌されます。このホルモンは、発育期の子どもの体の成長に不可欠なことから成長ホルモンと呼ばれていますが、成人にもなくてはならない重要なホルモンです。

このように、睡眠は、生命維持のために重要な機能を果たす、積極的な適応行動です。けっして、受動的なものではないことをまず理解してください。

金縛《かなしば》りは、レム睡眠時に起こる

「昨夜、金縛りにあったんだよ。怖《こわ》かった」「えっ、私も……」このような会話を時折、耳にします。金縛りとは、睡眠中、意識があるのに体が動かない、しゃべれない、不安感や恐怖感を感じる状態を指します。

若い人のなかには、心霊現象ととらえている人もいるようですが、もちろん心霊現象などではなく、睡眠中に起こるべくして起こるひとつの現象で、40％の人が経験すると言われています。では、なぜ、このような状態になるのでしょう。

睡眠には、「レム（REM = rapid eye movement）睡眠」と「ノンレム（NREM = non-rapid eye movement）睡眠」の２種類があり、交互に現われます。金縛りは、このレム睡眠によるものなのです。

レム睡眠は、急速な眼球運動をともなう睡眠で、睡眠中に目がキョロキョロと活発に動いているのが特徴です。なぜ目が急速に動くのか、まだよくわかっていませんが、浅い眠りで、脳は覚醒に近く、体はゆったりと弛緩《しかん》している状態です。このため、レム睡眠は〝体の眠り〟とも言われます。

夢を見たり、金縛りにあうのも、レム睡眠時に体は眠っていても、脳の覚醒度があまり低下していないので「意識があるのに動けない」と感じるからです。また、レム睡眠時は自律神経が不安定になり、心拍数や呼吸が乱れたり、男性ならペニスが勃起《ぼっき》したりする現象も認められます。

ノンレム睡眠は、文字通り〝レム睡眠ではない睡眠〟という意味で、脳自身が眠る深い睡眠です。体はある程度動かすことができて、寝返りも打てるので、〝脳の眠り〟とも言われます。また、先に述べた成長ホルモンなど、体の健康維持に必要なホルモンの分泌を促《うなが》すのも、ノンレム睡眠の特徴です。

レム睡眠は、一九五三年にシカゴ大学の大学院生（当時）アゼリンスキーが偶然発見しました。それまでは、睡眠中にレム睡眠とノンレム睡眠という2種類の睡眠が交互に現われることなど想像すらできず、一定の状態にあると考えられていました。

アゼリンスキーは、ある被験者（息子と言われています）の睡眠状態を観察したところ、突然、被験者の目がキョロキョロ動き、覚醒に近い脳波の波形を確認します。彼は、被験者が目を覚ましたのだと考えましたが、被験者はやはり熟睡しています。

これがレム睡眠発見時のエピソードですが、その後の睡眠科学の発展に大きく貢献する画期的な発見でした。

一晩の睡眠経過

レム睡眠とノンレム睡眠は、睡眠中にどのように現われるのでしょうか。図表1は、一晩の睡眠経過を示しており、睡眠構造と言われるものです。

人は入眠すると、最初にノンレム睡眠が出現します。ノンレム睡眠は、浅い眠りから深い眠りまで4ステージに分けられており、30～60分かけて、浅い眠りからステー

図表1　一晩の睡眠経過

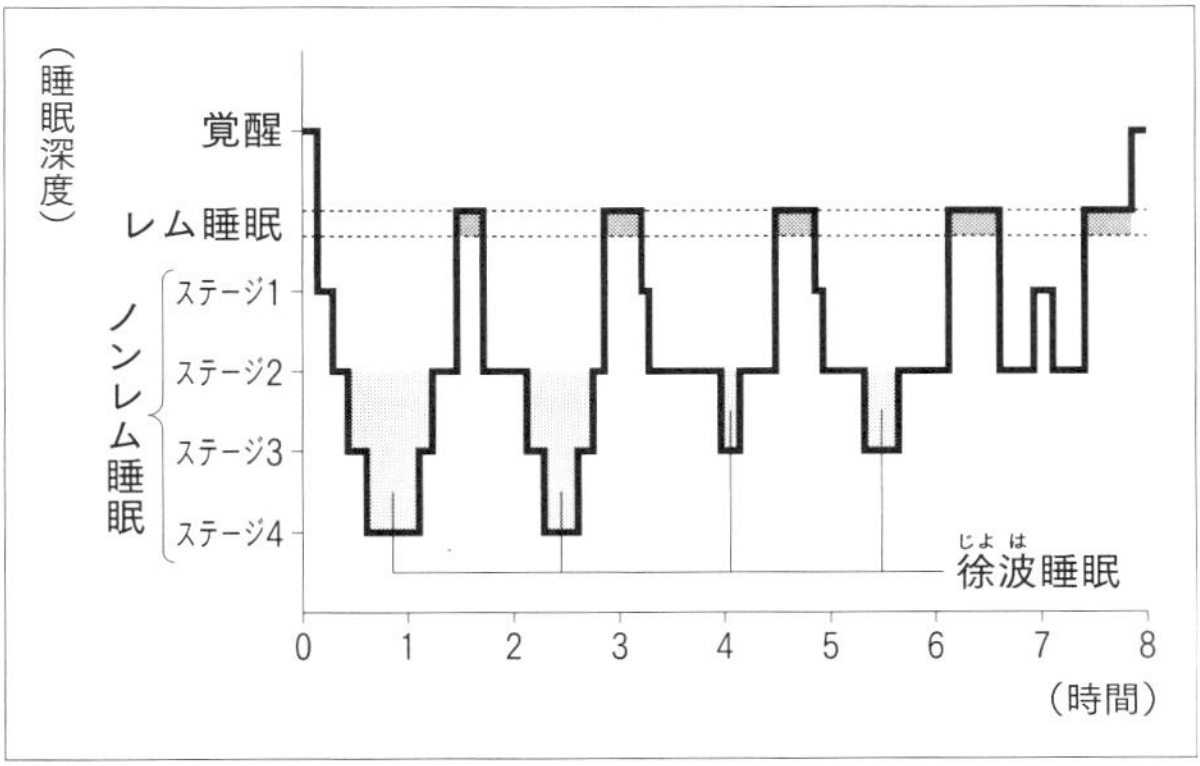

ジ3と4から成《な》る深い睡眠状態（「徐波《じょは》睡眠」と言います）に入ります。徐波とは、大きなゆっくりした周波数の脳波のことで、脳の働きが低下している時に見られます。その後は、徐々に眠りが浅くなり、1回10〜20分程度のレム睡眠に移行します。

ノンレム睡眠とレム睡眠が出現する周期は、入眠直後が一番長く、2回目、3回目、4回目とだんだん短くなっていきますが、平均的な周期は1回90分で、レム睡眠とノンレム睡眠が交互に現われます。

そして、明け方近くには、レム睡眠の時間が長くなり、逆にノンレム睡眠は浅く短くなって覚醒へ向かいます。

成人の一晩の睡眠の80％がノンレム睡眠、残りの20％がレム睡眠です。睡眠中にノンレム睡眠とレム睡眠を4～5回繰り返すと、熟睡感と快適な目覚めを得られ、睡眠構造としては、理想の睡眠となります。

このように、睡眠とは、複雑なプロセスを持ちながらも、統制のとれた生理的な営《いとな》みです。それは、オーケストラが見事な統制をとってひとつの交響曲を奏《かな》でるように、睡眠も一晩を通して、見事なリズムを刻《きざ》んでいるのです。

ところが、なんらかの理由で、ノンレム睡眠を十分にとれなかったり、明け方のレム睡眠が不足したりすると、快適な目覚めは期待できません。

もし、あなたが「快適に目覚められない」「いくら眠っても疲れが取れない」「眠った気がしない」なら、ノンレム睡眠とレム睡眠の周期リズムや時間に問題があるかもしれません。

その場合、睡眠外来《がいらい》や睡眠クリニックなど専門の医療機関で、睡眠ポリグラフ（脳波、筋電図、心電図、眼球運動、呼吸などを同時に計測する検査法）を受けてみてはいかがでしょう。この検査で、睡眠中の脳と体の状態を詳しく把握《はあく》できます。

図表2　日本人の睡眠時間の推移

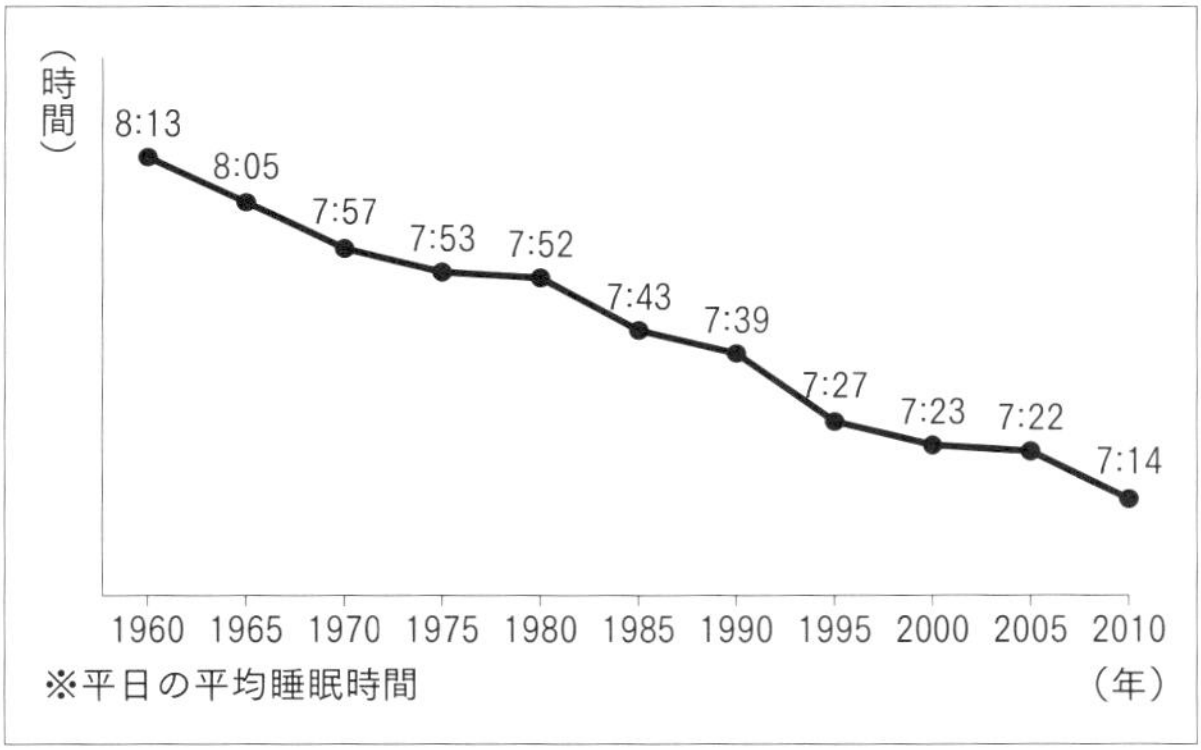

（NHK放送文化研究所「国民生活時間調査」より）

睡眠は、短時間と長時間のどちらが良いか

ひとつ疑問が湧《わ》いてきませんか。レム睡眠とノンレム睡眠の90分周期を保ち、4～5回繰り返すには最低7～8時間の睡眠が必要なのに、世の中には4～5時間しか睡眠をとらない人がいる、と。

たしかに、歴史上の偉人ナポレオンやトーマス・エジソンは4時間ほどしか睡眠をとらなかったと言われていますし、レオナルド・ダ・ヴィンチに至っては、4時間ごとに15分間の睡眠（1日90分）をとれば十分だったというのですから、驚きます。

日本人の睡眠時間は図表2のように、時代と共に短くなる傾向を示しています。

睡眠科学では、平均睡眠時間が6時間未満の人を「ショートスリーパー（短時間睡眠者）」、9時間以上を「ロングスリーパー（長時間睡眠者）」と言い、前者は全人口の5％、後者は10％ほど存在するとしています。

両者の違いはどこにあるのでしょう。睡眠ポリグラフで調べると、ショートスリーパーのレム睡眠は短く、逆にノンレム睡眠はロングスリーパーとほとんど変わらず、深い睡眠を得ています。

つまり、ショートスリーパーは、夢をあまり見ずに熟睡し、短時間で疲労を回復できるということでしょう。

これに対し、ロングスリーパーは寝つきが悪く、浅い睡眠を繰り返す傾向が強いと言われています。つまり、1日に必要な睡眠は、時間の長短ではなく質であり、深い睡眠であれば、たとえ睡眠時間が短くてもあまり気にすることはない、ということです。

したがって、たとえ4時間しか眠らなくても、熟睡感があり、体調も良ければ別に問題はありません。ただし、熟睡感がなく、睡眠不足を自覚しているのに「私は、短時間睡眠で大丈夫」とうそぶいている人や、「仕事に追われて寝る間もない」と意に反して短時間睡眠を余儀なくされている人は、注意が必要です。

今はまだ体の変調を実感していなくても、睡眠不足によるダメージは確実に蓄積していきます。第5章で詳しく解説しますが、体が悲鳴を上げる前に、7〜8時間の睡眠に戻し、適切な睡眠時間と睡眠リズムを取り戻したほうがいいでしょう。

なお、ショートスリーパーやロングスリーパーがなぜ存在するのか、この疑問はまだはっきり解明されていません。最近の研究では、短時間睡眠には、睡眠をコントロールする「Ｄｅｃ２」という遺伝子の変異が関与しているのではないか、と考えられています。

理想の睡眠時間とは

ＯＥＣＤ（経済協力開発機構）の調査によれば、日本人の睡眠時間は、加盟国のなかで韓国に次いで少なくなっています（図表３）。日本人は「成人の適切な睡眠時間は８時間」と思い込んでいる人が多いようですが、多くの研究では、「成人の理想的

図表3　睡眠時間の国際比較

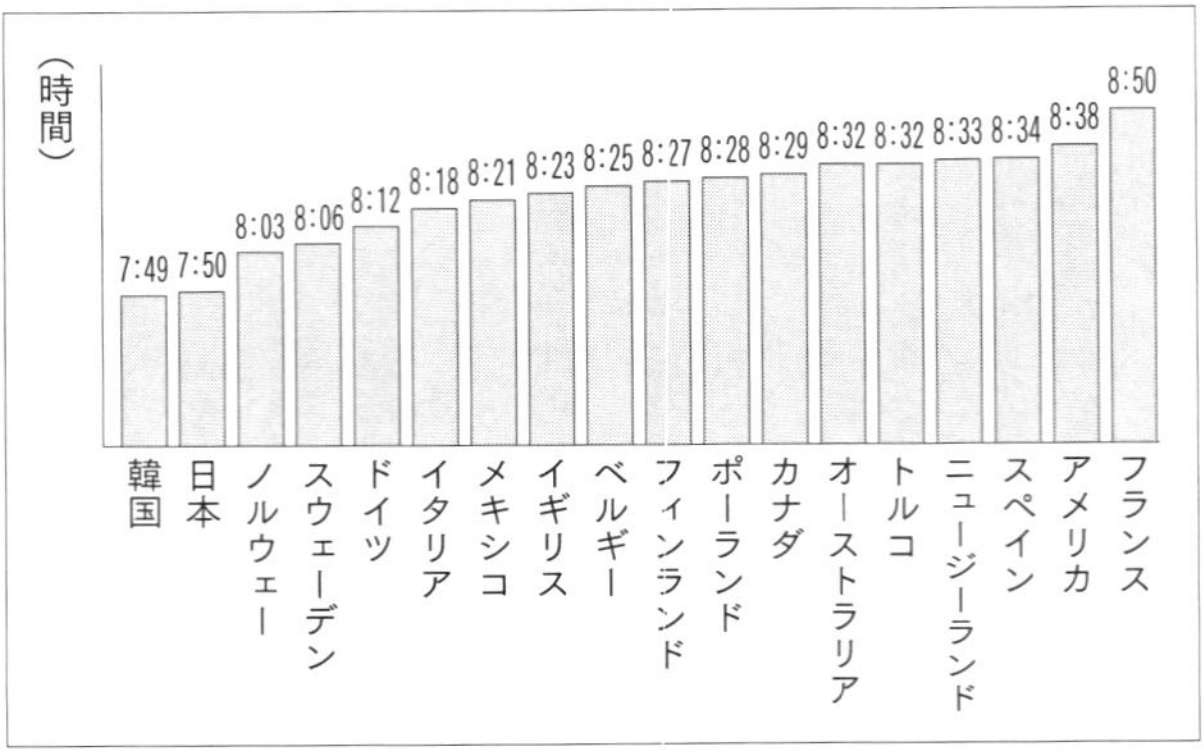

（OECD『Society at a Glance 2009』より）

な睡眠時間は7時間」と報告しています。

　カリフォルニア大学の調査では、毎晩6・5〜7・5時間の睡眠をとっている人の死亡率がもっとも低くなるのに対し、7・5〜8・5時間以上の死亡率は20％高くなる、と報告しています。

　日本では、北海道大学大学院医学研究科の玉腰《たまこし》暁子《あきこ》教授（当時・名古屋大学大学院）らが全国45地区の男女約11万人を約10年間調査した研究があります（図表4）。

　それによると、死亡率がもっとも低いのは、男女共に7時間のグループで、逆に高いのが4時間未満と10時間以上のグループでした。

図表4　睡眠時間と死亡率

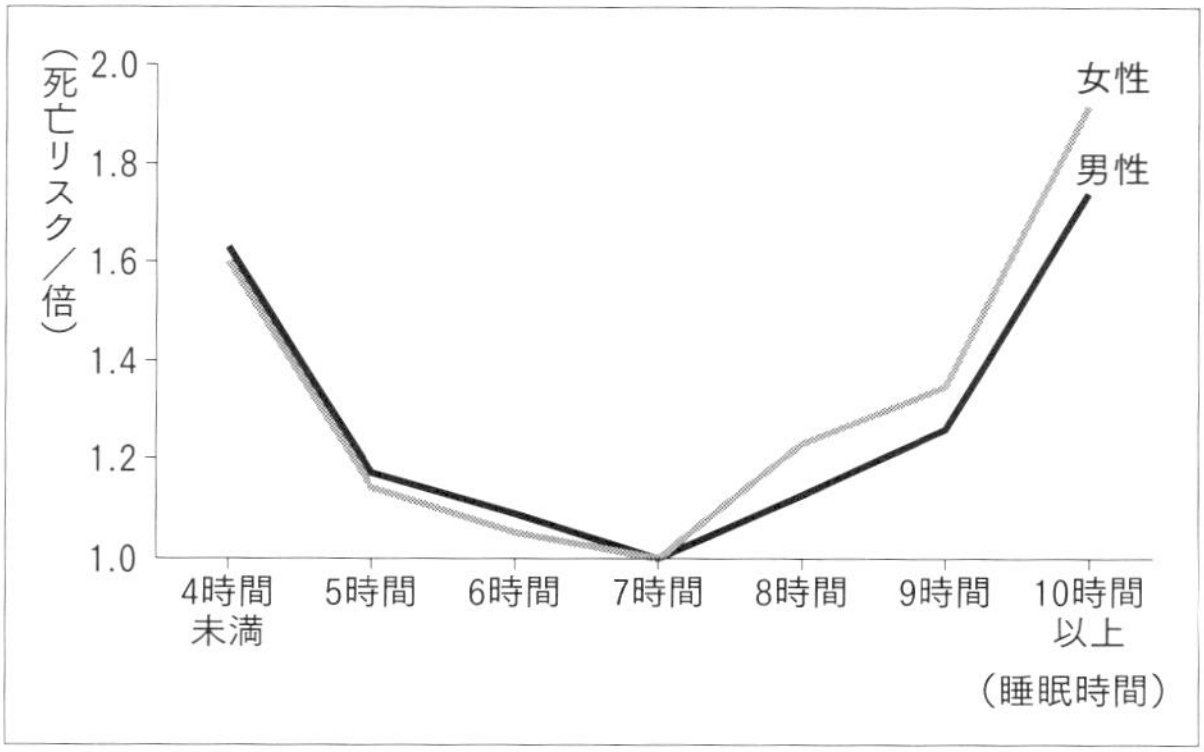

（JACC Studyより）

つまり、睡眠時間が長過ぎても、短過ぎても寿命を縮《ちぢ》めてしまうのです。

睡眠時間が短くなれば、成長ホルモンをはじめとするホルモンの分泌が抑制されたり、サイトカイン、Bリンパ球などの免疫物質の働きが弱くなったりして、免疫力を低下させます。

したがって、短時間睡眠者でもない人が、長期的に短時間睡眠を続ければ、体はさまざまなダメージを受け、その結果、死亡率が高まるのではないかと考えられます。

では、睡眠時間が長い――寝過ぎは、どうして死亡率を高めるのでしょう。

睡眠時間が長くなると、浅いノンレム睡眠が増加したり、レム睡眠の比率が乱れたりして、質の良い睡眠がとれなくなるのです。やはり、7時間睡眠が健康の基本です。

しかし、働き盛りの30～50代のビジネスマンが7時間前後の睡眠時間をとることは難しいようです。厚生労働省の「平成二十二年国民健康・栄養調査」によると、7時間睡眠に満たない男性は30代で79・1％、40代で79・8％、50代で74・6％。

このような人たちは、毎日は無理でも、週に3日は7時間睡眠を確保するように努力してください。それだけで、睡眠の質が改善し、体の不調感が和《やわ》らぎます。

疲れているのに、眠くならない理由

「徹夜明けで頭も体も疲れているのに、なかなか眠れない」このような経験をしたことがありませんか。これは、徹夜による交感《こうかん》神経の興奮が治まらず、脳がなかなか睡眠モードに入れないことと、「体内時計」に狂いが生《しょう》じているからです。

体内時計は、地球の自転に合わせて、人体が毎日刻む生理的なリズムです。人間は、原始時代から、朝起きて夜眠るという生活を続けています。このため、真っ暗な部屋に閉じ込められたとしても、だいたい一定の時間に起床し、眠くなります。これが体内時計で、「生物時計」とも言います。

体内時計が狂う典型的なケースは、海外旅行などで経験する時差ボケです。日本では本来眠っているはずの夜に、海外の旅行先は昼間という場合、誰でも体内時計が乱れてしまいます。徹夜明けで疲労感が強いのになかなか眠れないのも、同じメカニズムと考えていいでしょう。

体内時計は、体温、脈拍、血圧などの変化やホルモン分泌といった、さまざまな生理機能にも深く関与しています。ですから、体内時計がきちんとリズムを刻んでいれば、睡眠と覚醒のバランスが整《ととの》うだけでなく、健康な体を維持することができます。

実は怖い、体内時計のズレ

地球上のあらゆる生物は、地球の自転に合わせて体内時計を刻んでいますが、自転周期の24時間と同調しているわけではありません。

人間の体内時計も25時間説、28時間説などさまざまな研究報告があり、確定していませんが、「24時間より多少長く、25時間以内ではないか」という説が有力のようです。

人間の体内時計による活動モードは、起床後12〜13時間程度。この時間帯は交感神経が優位になるため、新陳代謝《しんちんたいしゃ》が高められ、体温、脈拍、血圧も高めに保持されるので、脳や体がよく働きます。しかし、起床後14〜16時間たつと、お休みモードに突入し、徐々に眠気を感じてきます。

したがって、朝6時に起きる人は18〜19時頃までが活動しやすい時間帯で、22時を過ぎればかなり眠たくなるはずです。このため、深夜まで残業しても、ケアレスミスが多くなり、作業効率も低下していきます。

それでは、体内時計と自転周期のズレをそのままにしておくとどうなるでしょう。

前述のように、人間の体内時計の周期は地球の自転周期（約24時間）より長いため、睡眠覚醒リズムが次第に、うしろにズレてしまいます。

やがては、深夜に就寝、昼まで寝ているというような昼夜逆転生活につながります。さらに、睡眠だけではなく、体温、ホルモン分泌、心拍数など生理的機能のリズムにも狂いが生じます。

こうなると、単なる夜ふかしや朝寝坊という段階は過ぎ、社会的な生活を営むことも困難になり、健康被害も憂慮しなければなりません。現在、大きな問題になっている引きこもりや不登校、出社拒否の背景には、体内時計のズレが関与しているケースも少なくありません。こうなっては、もはや治療が必要なレベルです。

もし、あなた自身やご家族に心あたりがあるのなら、早めに、睡眠の専門医がいる医療機関で受診したほうがいいでしょう。

なぜ、太陽光が必要なのか

しかし、健康な人ならば、たとえ2〜3日徹夜をしても、昼夜逆転生活に陥《おちい》ることはありません。なぜなら、地球の自転周期と体内時計のギャップを、自分自身で毎朝修正しているからです。

これは、なかなか理解できないかもしれません。体内時計は、腕時計のように見えるわけでもないのに、体内時計の針を前に進めるとはいったいどういうことなのでしょう。その秘密は、朝の太陽の光です。

晴天の朝の太陽光は、２～10万lx（ルクス）以上の明るさがあります。この強烈な光を浴びると、人間の体内時計はリセットされ、新たなリズムを刻み始めます。この時、体内時計を調整するのは、脳の深部にある視交叉上核《しこうさじょうかく》と言われる部位です。

図表5のように、①目から入った光の信号は、②神経を通して視交叉上核に伝わり、③上頚神経節《じょうけいしんけいせつ》を経て、④松果体《しょうかたい》に届けられます。⑤光の信号を感じた松果体は、眠気を促す睡眠ホルモンのメラトニン（36ページで詳述）の分泌を抑《おさ》え、逆に夕方になると分泌を増やすのです。

では、曇りの日や雨の日はどうでしょう。太陽光が届かないので、体内時計はリセットされないのでしょうか。

心配することはありません。曇り空でも、屋外の日中の照度は１万lx以上ありますし、雨の日も５０００lx程度は確保できます。これは、睡眠障害、うつ病治療などに用いられる高照度療法の照度が２５００lx程度であることを考えれば、体内時計をリセットするには十分な明るさです。

しかし、起床後、十分に太陽光を浴びなかったり、暗い部屋で過ごしたりしていると、体内時計は適切にリセットできず、活動モードのスイッチが入りません。

図表5 体内時計のしくみ

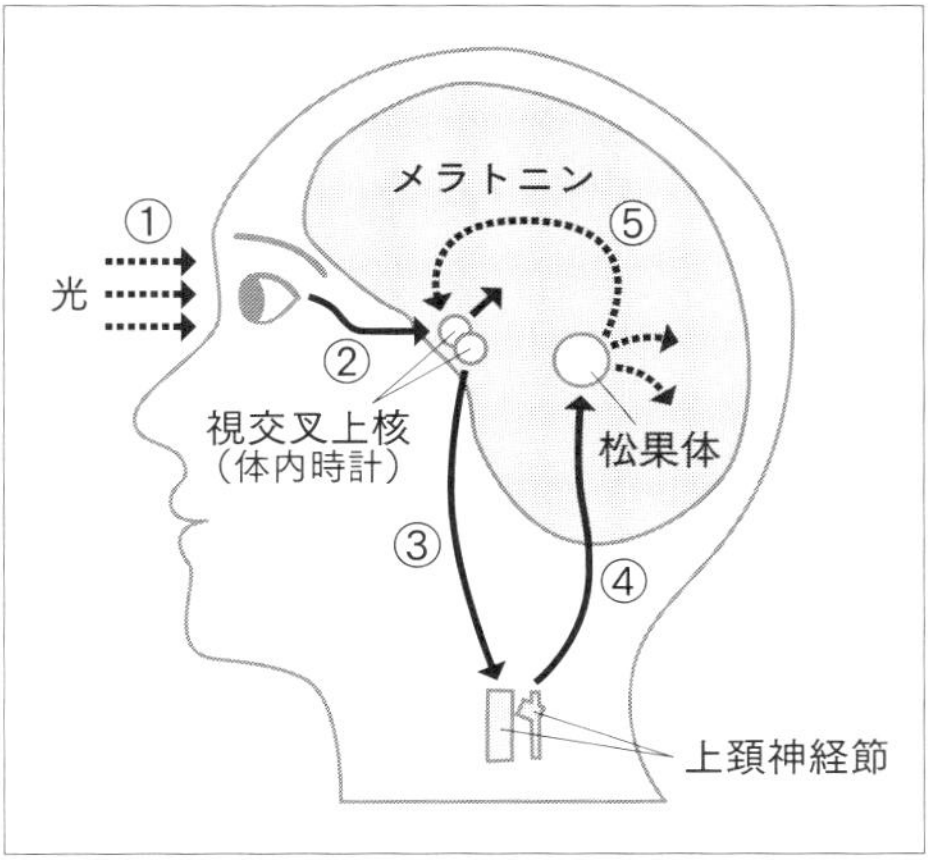

また、夕方から夜にかけて強い光を浴びると、メラトニン分泌が抑制され、入眠時間が大幅に遅れることにもなりかねないので、注意してください。
このように、太陽の光は、人間はもちろん地球上の動物、植物などあらゆる生物の生命維持に大きな影響を与えています。毎朝、太陽の光を十分に浴びて、たっぷり恩恵を受けましょう。

睡眠に関わるホルモン

睡眠は、単に脳や体の疲労を和らげるためにあるのではありません。睡眠中は、体の成長を促したり、体内環境を整備するホルモンやタンパク質など、さまざまな物質が分泌されています。ここでは、三つのホルモンを紹介します（図表6）。

ひとつめは「成長ホルモン」です。このホルモンは、脳下垂体から分泌され、骨や筋肉の成長を促すと共に、体の疲労回復や傷んだ組織の修復を行なうホルモンです。また、脂肪の燃焼や紫外線による皮膚のダメージの回復と新陳代謝など、美容やアンチエイジングにも不可欠な役割を担《にな》っています。

このホルモンの特徴は、23時から2時までの3時間内に、深いノンレム睡眠に入った時にもっとも活発に分泌されることです。したがって、成長ホルモンを大量に分泌させて、体を成長させたり、美肌を維持しようと思うなら、23時前に就寝しなくてはなりません。「睡眠不足は、健康や美容の大敵」と言われるのも、これで理解できるのではないでしょうか。

それでは、23時に眠くなるためには、どうしたらいいのでしょう。

図表6 睡眠とホルモン分泌量

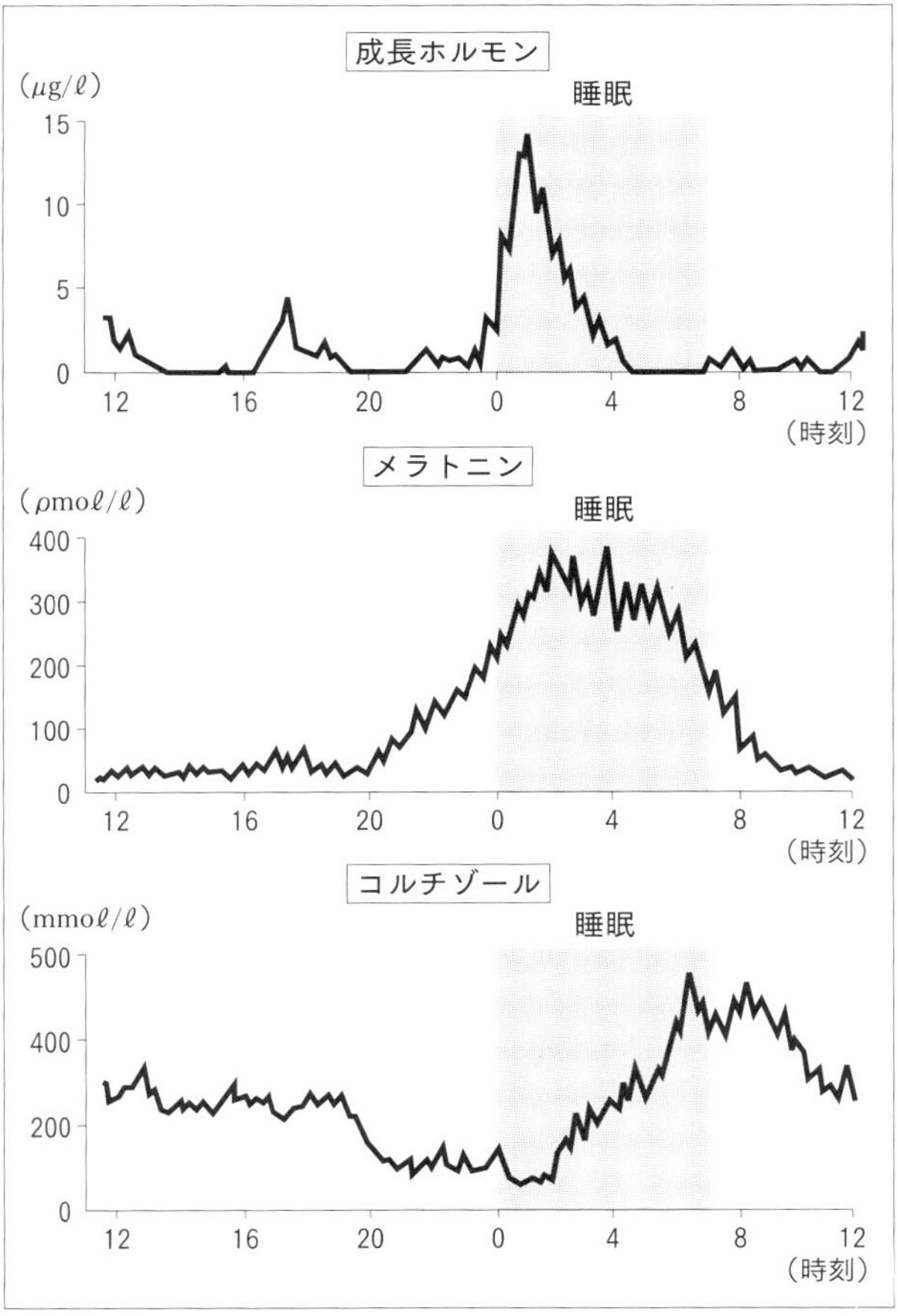

(Van Coevorden et al. 1991より)

ふたつめのホルモン「メラトニン」には、眠りのリズムをコントロールするだけではなく、老化を促す活性酸素の毒性を中和したり、体内の有害物質を解毒《げどく》して無害化したり、腫瘍《しゅよう》の発達を弱める作用などもあります。

メラトニンは、朝日を浴びた約15時間後、たとえば7時に起きて朝日を浴びれば22時頃から分泌が高まります。したがって、23時に寝るためには7時、遅くても8時までに朝日をたっぷり浴びてください。また、夜に明るい光を浴びると、メラトニンの分泌が抑制されるので、寝室の照明もあまり明るいものは避けてください。なお、メラトニンの分泌を促すセロトニンという神経伝達物質は、昼間に光をたっぷり浴びることにより、産生《さんせい》が高まります。

三つめのホルモンは快適な目覚めに関わる「コルチゾール」です。このホルモンは、体内環境を睡眠モードから活動モードに切り替える作用を持っています。

具体的には、体内のエネルギー消費を促進し、睡眠中に低下した体温や血糖値を上昇させ、脈拍や呼吸数を増加させ、快適な目覚めに備えます。入眠してしばらくは、分泌が抑制され、明け方の起床前に分泌がピークに達します。

「成長ホルモン」「メラトニン」「コルチゾール」の分泌を円滑にするためには、23時頃に寝て、朝7時に起き、朝日をたっぷり浴び、昼休みに散歩などで太陽光を浴びる生活が理想です。

睡眠・覚醒《かくせい》と体温の関係

「リラックスするために、風呂でよく温《あたた》まってからベッドに入る」このような人が多いようです。しかし、良い睡眠をとるためにはあまりおすすめできません。実は、就寝直前の入浴は、眠りを妨げることが多いのです。

人間は、一般に体温と言われる体表面の温度の上昇と共に眠くなり、体の内部の温度（深部《しんぶ》体温）が低下すると、入眠します。

赤ちゃんや幼児が身近にいる方なら理解できると思いますが、子どもは眠くなると手足が温かくなってきます。これは、体内の熱を外へ逃がす放熱作用で、睡眠に入る前の準備段階です。そして、熱を逃して深部体温が下がり始めると、眠りに入ります。これは、成人も同様です。

図表7　睡眠と体温

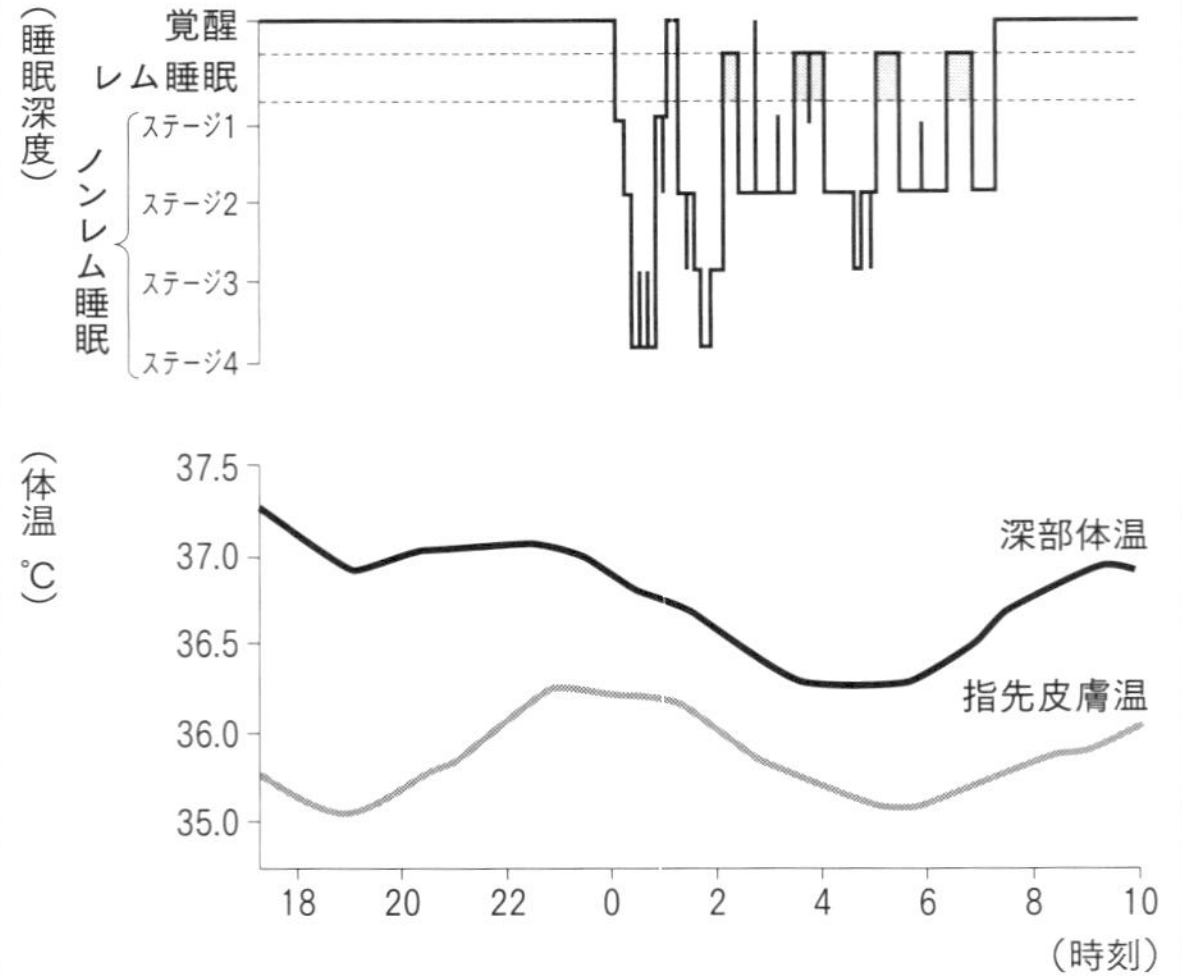

※健康な学生（21歳）の一晩の睡眠と体温の変化

（「武田薬報」465号より）

したがって、ベッドに入る前に入浴して体を温めると、深部体温が高くなり、入眠までの時間がかかってしまいます。

入浴するなら、ベッドに入る2時間以上前にすませておくといいでしょう。その時に熱い湯に肩までつかるのではなく、適度に温まる半身浴をおすすめします。

図表7は、睡眠と体温の関係を表わしています。

これによると、０時に入眠した被験者（21歳・男性）の指先皮膚温は、４時間も前の20時頃から上昇しています。深部体温も、なだらかな上昇から急激に下降に転じ、入眠へ向かっています。つまり、人間は深部体温が下がらないと眠りに就《つ》きにくいことを示しています。

さらに着目すべきは、深い睡眠中は体温が下がり続け、目覚めの２〜３時間前頃から上昇に転じ、覚醒の準備を始めていることです。これは、前項で説明した覚醒ホルモンのコルチゾールなどの働きによるものです。このように、睡眠と覚醒は体温と密接な関係があるのです。

人間は何時間起きていられるか

ここまで、睡眠の有用性やメカニズムを説明してきましたが、では、人間が睡眠をとらないとどうなるのでしょう。ここに興味深くも、すこし気の毒な、ふたつのギネス・チャレンジがあるので紹介します。

一九六四年、アメリカの男子高校生が何時間眠らずにいられるか、という世界記録に挑みました。結果は264時間12分。つまり、11日間と12分眠らなかったのです。二〇〇七年、イギリスの42歳の男性が同記録に挑み、266時間と記録を更新しました。どうやら、人間はがんばれば、11日間は眠らずに過ごせるようです。

イギリス人男性の詳細な挑戦記録を読むと、「最初の1～2日間は問題ないが、3日目に眠気が強くなる」「夜間に協力者とバスケットボールをする」「大音量でラジオを聞く」「ドライブをして刺激を与える」などと続きます。極度の睡眠不足のなかのドライブは危険きわまりないものですが、とにかく脳に刺激を与え、必死に覚醒していたのです。

しかし、不眠による強いストレスをかなり受けていたらしく、日を重ねるごとにイライラ感が強まり、分析能力、記憶力、知覚、熱意、運動制御能力が低下したそうです。眠気が強い時は足し算もできなかったということですから、脳は十分に機能していなかったのではないかと推察できます。

断眠後10日を過ぎ、マスコミの注目が集まると急に元気になり、ついに世界記録を樹立したわけですが、このチャレンジに立ち会った医師によると、精神の錯乱や衰弱は認められず、その他の精神異常の兆候も現われなかったということです。

これには医師も驚いたようですが、翌日さらに驚かされます。この男性はふだん7時間弱の睡眠をとっていたので、11日間にも及ぶ睡眠制限のリカバリーには約75時間の睡眠が必要ではないかと考えられていました。しかし、記録樹立後に男性が眠った時間はわずかに14時間40分、しかも、その翌日はふだん通り7時間弱の睡眠に戻ったのです。

この種の臨床実験は倫理的に問題がありますし、何よりも不眠は健康を損《そこ》なう可能性があるので、現在、ギネスブックは、睡眠に関する記録を受けつけていません。その意味では、このふたつのチャレンジは貴重なデータとなり得ます。

ここからわかることは、長期間睡眠を断《た》つと、脳の機能は低下する、しかし、正常者では不眠がただちに精神障害を引き起こすとは言えない、体内時計はすぐに復活する、ということです。

なぜ、高齢者は早起きか

年齢を重ねれば、重ねるほど「朝、早く起きてしまう」「寝つきが悪い」「夜中に目覚める」と訴える患者さんが多くなります。しかし、あまり神経質になることはありません。

高齢者の睡眠経過は、浅い睡眠が多くなり中途覚醒が目立ちます。これは、一種の老化で、〝睡眠力〟が弱くなっているためです。そして、早朝に目覚めると、そのまま眠れずに起床するケースが多いので、「高齢者は早起きだ」と思われるのです。

早朝に目覚めた時に、外が明るくなっているようなら、着替えて散歩に出かけ、朝日を十分に浴びてみましょう。すると、睡眠覚醒リズムが改善され、夜は眠りやすくなります。

また、三度の食事をきちんと摂《と》り、家族や友人と積極的に会話することも大切です。とにかく、「眠れない」とくよくよ悩まないこと。悩み始めると、そのことが気になり、ますます眠れなくなってしまいます。

第2章

睡眠が脳を活性化させる

もっと記憶力を高めたい、クリアな脳にしたい、脳を活性化して仕事の効率を高めたい、と誰もが願うことだと思います。でも、どうすればいいのでしょう。その答えは睡眠のなかに隠れています。睡眠とは、単に脳を休ませるだけではなく、脳の働きを高めるために必要不可欠なアクティブな活動なのです。

ここからは、睡眠と脳に関わる話題を中心に、睡眠というワンダーランドを見ていきます。

脳を覚醒させるレム睡眠

日本睡眠科学の泰斗《たいと》である、東京医科歯科大学の井上昌次郎《いのうえしょうじろう》名誉教授によると、「睡眠とは脳による脳の管理技術である。睡眠の役割を整理すると、脳を創り、脳を育てる、脳を守る、脳を修復する、脳をよりよく活動させる、ということになる」そうです。

では、人間にとって、睡眠はいつから始まるのでしょうか。人間の生命活動は受精の瞬間から始まりますが、受精卵には睡眠も覚醒もありません。その後、受精卵が細

図表8　睡眠時間と年齢

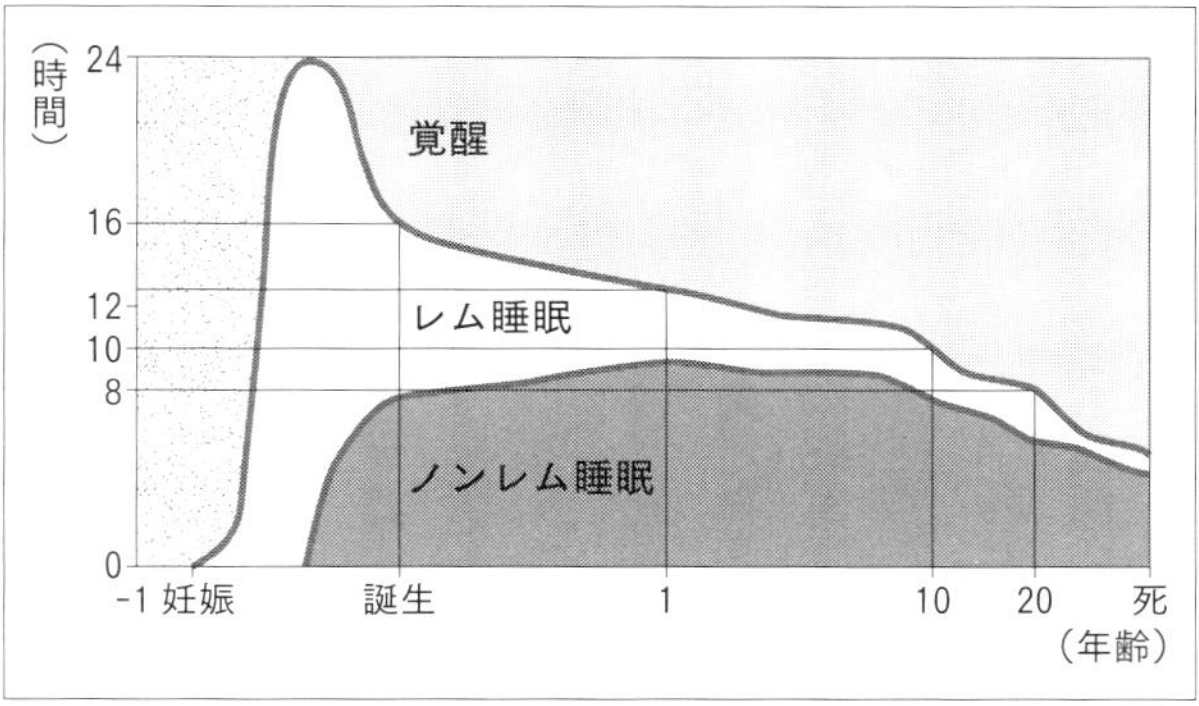

（J・アラン・ホブソン著『眠りと夢』より）

胞分裂を繰り返し、個体化が進み、胎児となります。しかし、中枢神経や内臓が発達した胎児でも、大脳がほとんど発達していない段階では、睡眠と覚醒はありません。

しかし、大脳が発達してくると、最初にレム睡眠が出現します（図表8）。これが、人間の睡眠の始まりです。

レム睡眠中の新生児は、中枢神経系や筋肉系が刺激され、さかんに細かく動きます。この睡眠は「動睡眠《どうすいみん》」と呼ばれます。これは、レム睡眠が大脳の機能を発達させ、意識を覚醒に近い状態に導くためと考えられます。つまり、大脳を生育する機能をレム睡眠が担っているということです。

大脳が完成すると、睡眠は、覚醒中に疲労した大脳を休息させたり、修復するノンレム睡眠が中心になりますが、新生児のようにまだ初期の発育段階では、レム睡眠により大脳の働きを賦活《ふかつ》させることが一番大きな睡眠の役割です。

さらに、新生児は誕生後、すぐに母乳を飲んだり、泣いたり、五感（視覚《しかく》、聴覚《ちようかく》、触覚《しよつかく》、味覚《みかく》、嗅覚《きゆうかく》）を発達させ、学習し、必要なことを記憶していかなければなりません。このような信号が伝わる神経回路を新生児の時から作っているのもレム睡眠です。

つまり、レム睡眠は、発育途上の脳のなかで、神経回路というハードウエアを整備して、試験運転や整備点検を行ない、脳のさらなる発育に貢献しているのです。これが、井上先生の言う「睡眠が脳を創り、育てる」に当てはまります。レム睡眠は、大脳が発達した成人においても、重要な役割を担っています。

脳を修復するノンレム睡眠

レム睡眠の活躍により、大脳が作られ活動するようになると、脳を守り修復する睡眠が新たに必要になってきます。

高度に発達した人間の脳は、非常に繊細な神経伝達回路を持ち、体重の２％しかないにもかかわらず、全エネルギー消費量の18％も使うほどハードワークをこなしています。しかし、連続的に使用すると機能低下を起こし、損傷すると正常な精神活動や生命活動が行なえず、生命の危機に瀕《ひん》することになります。

そこで、機能の低下した脳をリペアする機能を担うのがノンレム睡眠です。新生児のレム睡眠が動睡眠と言われるのに対し、こちらは「静睡眠《せいすいみん》」と呼ばれます。この睡眠は、大脳がある程度発達してから出現すればいいので、妊娠半ばあたりから出現します。このため、「第2の睡眠」とも言われています。

新生児から幼児にかけて、大脳の発達が進み、覚醒時間が増えると、ノンレム睡眠の出現量が増大し、レム睡眠量は相対的に減少します。そして、大脳が発達すると、2種類の睡眠は、協調しながら脳が壊れないように守るのです。

ノンレム睡眠の睡眠深度は4ステージに分かれる、と第1章で説明しましたが、もっとも深いノンレム睡眠は、脳が高度の統御機能を備えるようになってから開発された新技術とされています。脳が就寝前にどれだけ覚醒していたか、フィードバック信号を元にして、〝睡眠不足を解消するために作り出された眠り〟とも言えるでしょう。

なお、深いノンレム睡眠は、特に幼児期に多く、高齢になるほど少なくなるのが特徴です。これは、幼児期に成長ホルモンを大量に分泌しなければならないこと、さらに熟睡に導く睡眠物質のひとつのグルタチオンが神経細胞の修復に貢献するため、睡眠による脳の回復・修復と連動するからかもしれません。

睡眠時のほうが、脳は活発!?

脳は睡眠中、ただ休んでいるわけではありません。第1章で説明した通り、情報を整理したり、記憶にとどめる作業を活発に行なっています。

脳は、起床から就寝までにどれだけ情報を受け入れているのでしょう。たとえば、ニュースや新聞から情報を受ける、朝食を味わう、パートナーとの会話の内容、通勤電車の風景、会社での出来事、取引先との商談内容、電話やメールでのやりとり、などなど。

脳は、起きているうちは、五感のすべてを駆使して膨大な情報を受け取りますが、それをすべて記憶に定着することができません。そこで、情報の受け入れが遮断される睡眠時に、日中に得た情報を整理し、分類し、記憶にとどめる作業を行なっているのです。

さらに最近の研究で、睡眠中の脳は、何を覚えておかなければいけないか、どの情報を消去するかを、無意識のなかで取捨選択し、「賢《かしこ》く記憶を選別している」ことがわかってきました。

つまり、起きている時の脳は情報を受け入れ、睡眠中の脳はデータ整理をしている、というわけです。これは、コンピュータプログラマーがデータを取捨選択し、入力する作業に似ています。１日の生活のなかで自然と入るデータを集めるより、入力するほうが複雑で面倒な作業ですから、覚醒中の脳と睡眠中の脳のどちらが活発に動いているか明確でしょう。

起きている時に思いついたアイデアや思考がなかなかまとまらなかったのに、一晩眠ったらまとまったという経験は、誰にでもあるでしょう。これは、まさに睡眠によ

図表9　記憶の種類

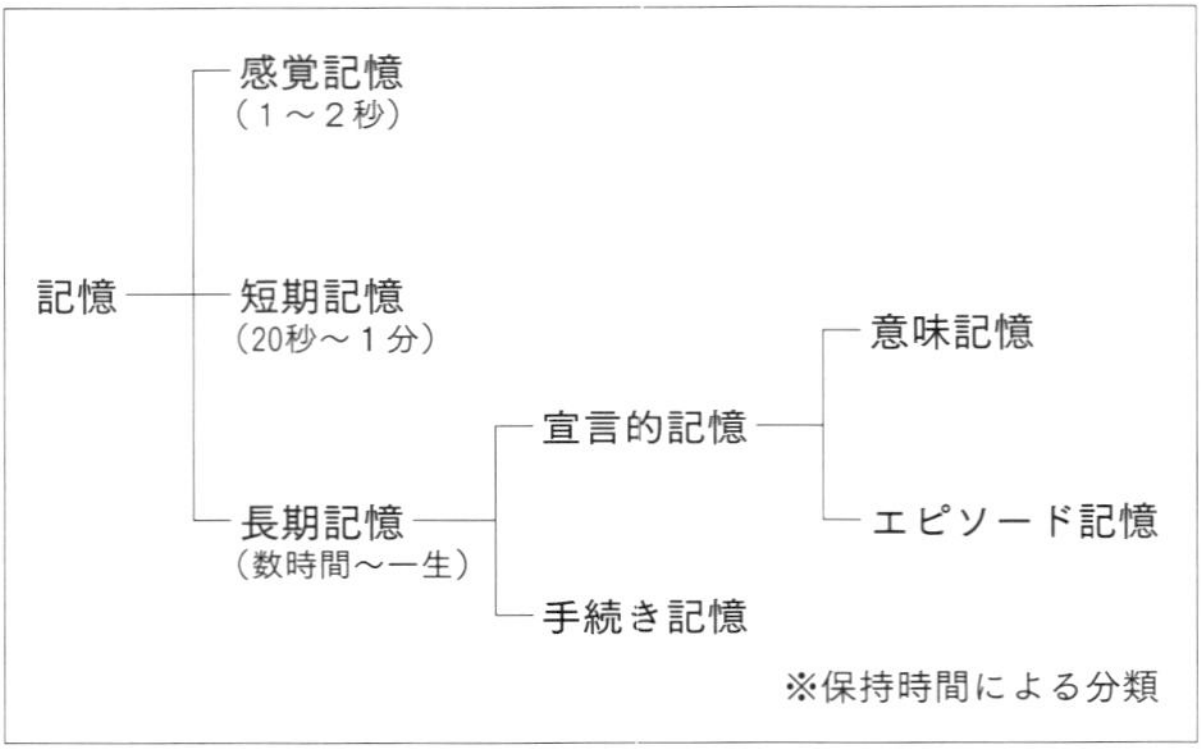

り、記憶と思考が整理されたということなのです。このような働きは、レム睡眠が中心に担っていますが、最近はノンレム睡眠時にも記憶の整理や定着が行なわれていると考えられています。

いずれにしても、無駄で重いデータを削除し、活発に脳を働かせるためには、レム睡眠が必要なのです。

睡眠で、記憶力が向上する

もうすこし記憶力があれば、志望校や資格試験に合格したかもしれない、と振り返る人が少なくないようです。もしかすると、そのような人は睡眠法がまちがってい

図表10 睡眠と記憶力

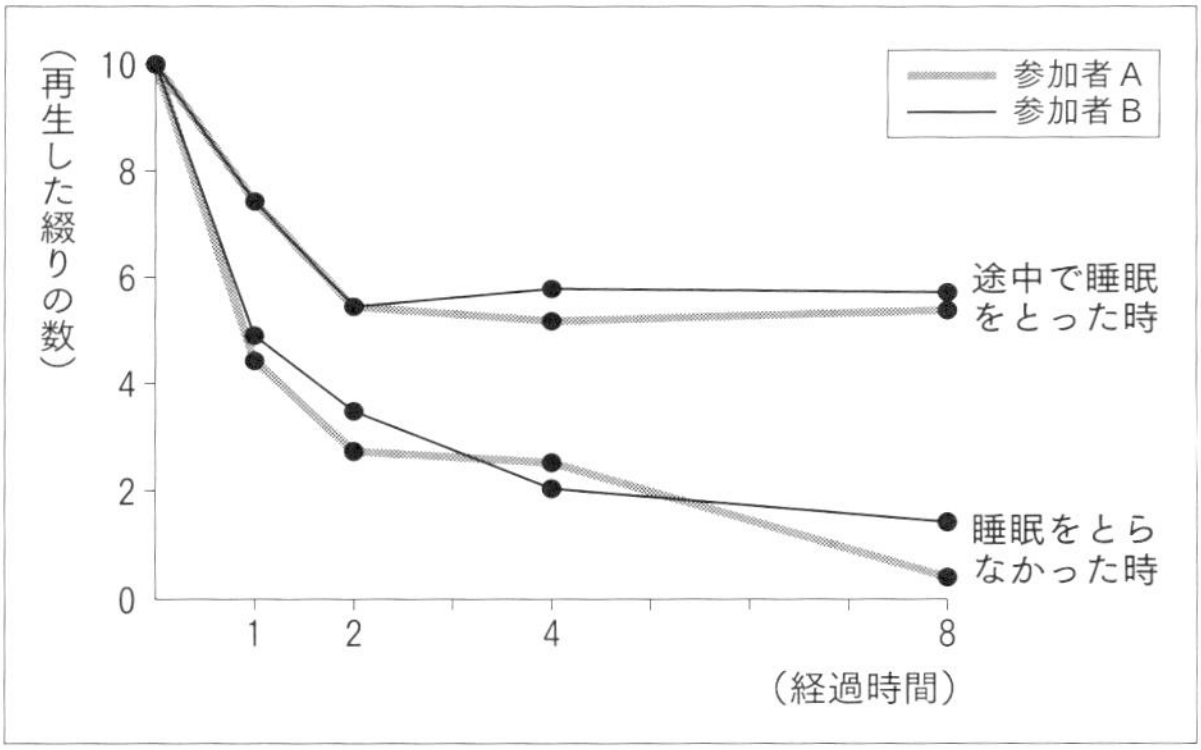

（Jenkins J.G. et al. Am J Psychol 1924;35:605-612より）

たのかもしれません。

記憶とはなんでしょう。記憶は、その保持時間によって、主に「感覚記憶」「短期記憶」「長期記憶」の三つに分類されます（図表9）。

感覚記憶は、音や映像など、一瞬で忘れる記憶です。

短期記憶は、時間（20秒から1分）がたつと忘れてしまう記憶です。

これに対して、知識を身につけたり、運動技能を高めるなど、長期間覚えておかなければいけないものが長期記憶です。

この長期記憶と睡眠の関係を調べた1924年の実験をご紹介します（図表10）。

実験は、ふたりの参加者に10語の無意味な綴《つづ》りを記憶してもらい、途中で睡眠をとった時と睡眠をとらずに起きていたふたつの条件で、テストを4回（1、2、4、8時間後）行ないました。その結果、ふたりとも、睡眠をとった時のほうが多くの綴りを記憶していたのです。

この結果は、当時、起きている参加者には目、耳から外部の刺激が入るが、眠っていればそのような刺激が入らない。そのため、記憶の喪失が抑制される、と受けとめられていました。しかし、その後、睡眠後の課題成績が飛躍的に向上するというデータが提出されるにつれて、睡眠中には記憶、学習過程が進行すると明らかになったのです。

また、近年行なわれた実験でも、睡眠は記憶の喪失を抑えるだけではなく、記憶力を高める効果があることが証明されました（Plihal W. et al. Journal of Cognitive Neuroscience 1997;9:534-547）。

実験は、24の単語を22時15分から23時まで学習し、どの程度覚えているかチェックして、成績が60％に達した時点で学習をやめ、3時間後にテストを行ない、どの程度覚えているかを調べました。その結果、学習後に睡眠をとってテストを受けたグループの成績が32・4％伸びたのに対し、起きていたグループは16・5％の伸びにとどまりました。

また、23時から2時まで3時間睡眠をとってから、学習を始め、成績が60％に達した時点で学習をやめ、3時間後にテストを行なったところ、学習後に睡眠をとったグループと起きていたグループに大きな差はありませんでした。

これらの実験から、記憶を定着させるためには、学習直後の睡眠に効果があることがわかります。

睡眠で、運動能力が向上する

睡眠は、運動能力の向上にも関わっています。それを示したのが、図表11です。

この実験は、スクリーンに表示された数字をあらかじめ決められた指で、どれくらい正確にキーボードでたたけたか、を測定しました。

参加者をAグループ（10時に練習。22時に1回目のテストを行なったあと、睡眠をと

図表11 睡眠と運動能力

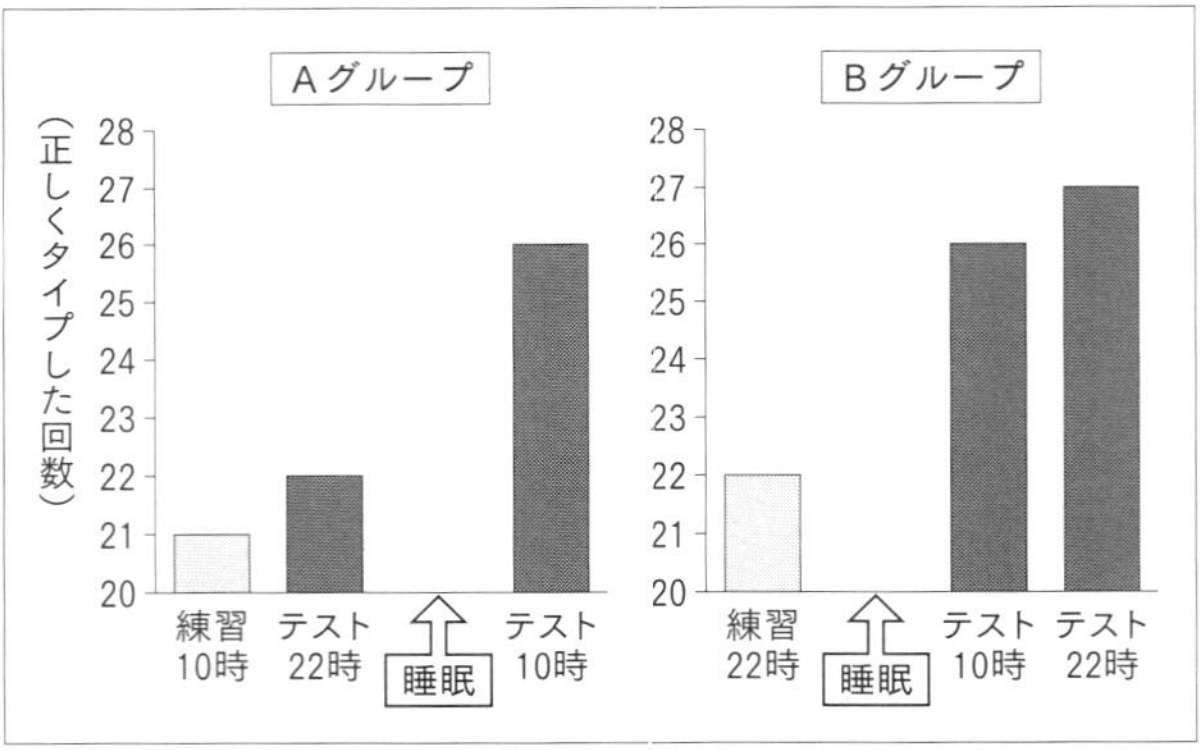

（Walker M.P. et al. Neuron 2002;35:205-211より）

り、翌朝10時に2回目のテストを実施）とBグループ（22時に練習。睡眠をとったあと、翌朝10時に1回目のテスト、22時に2回目のテストを実施）のふたつに分けて調べたところ、A、Bグループ共に、睡眠後のテスト結果が向上していることがわかったのです。

このことは、睡眠は運動能力を向上させることを示しています。

ゴルフ、野球、サッカーなどのスポーツも、練習後に睡眠をとると、技術が向上するかもしれません。

レム睡眠は増やせるか

ここまで、「睡眠で記憶が高まる」「睡眠は運動能力を高める」と説明してきました。それなら、記憶に関わるレム睡眠を受験生や高校球児が増やせば、志望校合格も甲子園も夢ではなくなるのでは、と考えても不思議ではありません。

実際に、新聞社や雑誌の記者に「レム睡眠を増やす方法があったら教えてほしい」と取材を受けたことがあります。しかし、これはできたとしても、ほとんど意味がありません。

理想的な睡眠は、成人ではノンレム睡眠80%、レム睡眠20%です。もし、レム睡眠の割合を30%にできたとしても、ノンレム睡眠の比率が低下すれば、体を十分に休めることができません。また、10%レム睡眠を増やしても、記憶力や運動能力が高まるとも言えません。

新生児のように睡眠のほとんどがレム睡眠なのは、大脳の機能を発達させる必要があるからです。そして、幼児は生きていくために覚えなければならないことや吸収しなければならないことが膨大にあるので、レム睡眠の割合が多くなるのも当然です。

しかし、成人の完成した脳にレム睡眠が20％しか現われないのは、それで脳が十分だと認識しているからでしょう。それを、無理に30％に引き上げても、脳の機能が高まることはありません。やはり、年齢に応じたレム睡眠とノンレム睡眠のバランスをとっていくことが、脳の機能を高めるには一番重要なのです。

最近、成績向上や受験のために、レム睡眠を増やす睡眠法や薬に関心を寄せる人が少なくないようですが、そんなことよりも、規則正しく、バランスの良い睡眠を心がけるほうが大切だと思います。

レム睡眠を奪うとどうなるか

それでは、逆にレム睡眠がなくなるとどうなるでしょうか。現在では倫理的に問題があり、とても考えられないことですが、かつて、「レム剥奪《はくだつ》実験」という、被験者には気の毒な実験が行なわれました。

実験はまず、被験者の睡眠ポリグラフを記録して睡眠状態を観察します。そして、被験者がレム睡眠に入ったら、すぐに起こし、被験者の眠りをノンレム睡眠だけにするのです。これを何度も繰り返していくと、被験者のイライラが募《つの》り、物覚えが悪くなり、不快感が強まったと報告されています。

結局、ノンレム睡眠だけをとっても体が安らぐわけではなく、精神的にストレスを抱えるということでしょう。この実験は、「健康的な睡眠は、レム睡眠とノンレム睡眠のふたつをきちんととることが大切」ということを如実《にょじつ》に示しただけでした。

睡眠中の脳波の変化

睡眠科学は脳波の発見により、飛躍的に発展しました。レム睡眠やノンレム睡眠も、脳波を計測することで、はじめて発見されました。

脳波とは、脳が活動すると必ず発する電気信号です。脳の電気信号は、心臓などと異なり非常に微細なので、計測の際に、アンプで心電図よりも強力に増幅しながら、電圧の変化を正確に記録します。

脳波は、周波数ごとに「α（アルファ）波」「β（ベータ）波」「θ（シータ）波」「δ（デルタ）波」の4種に分けられます（図表12）。

覚醒時に目を閉じ、リラックスしている状態では、周波数8〜13Hz（ヘルツ）のα波が現われます。このα波が出現している時は、脳がゆっくりと円滑な活動をしていたり、いつでも働けるようにスタンバイしている状態と考えてください。α波は、興奮したり、怒ったりすると減少するのが特徴です。つまり、α波の増減量は、脳が受けるストレスの基準になるのです。

脳が過剰に活動し、ストレスが高まると増加するのが、周波数14Hz以上のβ波（α波より周波数が速いために「速波《そくは》」と呼ばれる）です。

また、睡眠時などには、もっと遅くて振幅の大きいθ波（4〜7Hz）やδ波（3Hz以下）が増加してきます。θ波とδ波は、α波より周波数が遅いことから「徐波《じょは》」と呼ばれます。

では、レム睡眠とノンレム睡眠の脳波の違いはなんでしょう。

レム睡眠時は覚醒時に近く、振幅の低いθ波が出現します。これは、ノンレム睡眠のステージ1と近い浅い睡眠ですが、夢を見ている時は揺り起こしてもなかなか覚醒しません。

図表12 脳波の種類

	周波数	出現時の精神記憶	脳波の振幅例
α波	8～13Hz	安静時 リラックス状態	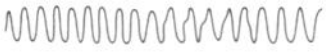
β波	14Hz以上	イライラが 高まっている状態	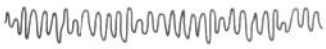
θ波	4～7Hz	脳の活動が 低下している状態	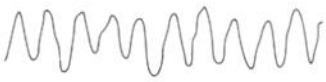
δ波	3Hz以下		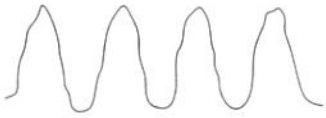

ノンレム睡眠のステージ1は、入眠早々なのでα波が消え、θ波が現われます。この睡眠は非常に浅いので、声をかければ覚醒します。

ステージ2は、軽く寝息を立てている状態で、中程度の睡眠深度。脳波は、「紡錘波《ぼうすいは》（スピンドル）」と呼ばれる12Hzほどの波が出現します。

深く寝入ったステージ3は、3Hz以下のδ波が脳波全体の20～50%まで増加しています。

熟睡段階のステージ4は、δ波が脳波全体の50%以上を占めるようになります。

なお、ノンレム睡眠が「徐波睡眠」と言われるのは、ステージ3、4でδ波が多量に出現することに由来しています。

なぜ、夢を見るのか

懐《なつ》かしい夢、怖い夢、楽しい夢、奇怪な夢……夢にもいろいろありますが、人はなぜ夢を見るのでしょうか。

これには、さまざまな説があり、いまだわかっていないというのが現状です。「脳は夢を見ている時に、脳の回路を点検している」「夢は記憶や思考をテストして、新しいものを完成しようとしている」など、さまざまな仮説が発表されています。

そもそも、人間にとって夢は必要なものなのか、という疑問もあります。これに関して、先に紹介したレム剥奪実験と同じような「夢剥奪実験」が行なわれました。

実験の主催者は、「レム睡眠を剥奪された被験者が再び眠ると、レム睡眠がすぐに現われる。これは、脳はノンレム睡眠が出現しないように圧力をかけてまで夢を見させようとしているからだ。したがって、夢は脳にとって不可欠だ」と主張しました。

ただ、夢は主にレム睡眠中に見ることが多いので、脳が記憶を整理して、取捨選択し、半永久的な情報として記憶にとどめるという過程で起こる、なんらかの生理的な現象であることはまちがいないでしょう。脳のなかの一時的なメモリーから、走馬灯のように記憶が呼び出され、整理されているというイメージです。

レム睡眠中は、自律神経のコントロールが比較的失われた状態なので、脈拍が速くなったり、呼吸が乱れやすくなります。すると、情緒も安定せず、怖い夢、奇怪な夢、脈絡のない夢、荒唐《こうとう》無稽《むけい》な夢を見るのではないかと思います。

このように、夢は解明できていないことが多いのですが、被験者が夢を見たら、すぐに起こさなければならないので倫理的な問題もあり、研究が難しいのです。

ところで、「夢をまったく見ないほど、よく眠れた」という話を聞きます。しかし、人間が睡眠をとれば、必ず夢を見ます。夢をまったく見なかったというのは、深い睡眠が得られたために、見た夢を忘れただけです。ですから、夢は見たけど忘れてしまったというのが、一番良質な睡眠なのです。

ここまで、睡眠が脳を作り、記憶力を高め、運動能力を向上させると説明してきました。記憶力や運動能力の向上は、脳の活性化がなければ望むべくもありません。つまり、バランスのとれたリズミカルな睡眠こそ、脳を活性化させる唯一の手段と言えるのです。

第3章

快眠できる環境を作る

あなたは毎晩、質の良い睡眠をとれていますか。もし、なかなか寝つけない、よく眠れないと感じているなら、まず、あなたの寝室を思い浮かべてください。

寝室の照明、温度や湿度、音などは適切ですか。これらを睡眠学的には物理的環境要因と言い、ここから受ける不適切な刺激が眠れない状態を作り出している可能性も高くなります。この章では、物理的環境要因を中心に心理的環境要因を交《まじ》えて、よく眠るための睡眠環境を考えましょう。

光環境――朝は太陽光、夜は暖色系照明

「気持ちが安定しないから、寝る時に灯《あか》りをつけてはいけない。もし、つけるなら灯りをかすかに――」これは、江戸時代初期の本草《ほんぞう》学者・貝原益軒《かいばらえきけん》が著《あらわ》した『養生訓《ようじょうくん》』のなかの一節です。

この指摘は、現代睡眠学から見ても正しいと言えます。第1章で述べたように、光は体内時計、メラトニンの分泌量、自律神経の働きと密接に関わっており、強い光は脳を覚醒方向に導きます。益軒が、現代医学の睡眠メカニズムを知る由《よし》もありません

が、寝室は暗いほど良い――は箴言《しんげん》です。

しかし、照明の普及により、夜でも明るい生活を享受している現代人がいきなり真っ暗な環境に置かれると、脳にまったく刺激が入らず、感覚遮断の状態になります。すると、脳が処理する情報を失って、いわば空回りしてしまい、幻聴や幻覚が現われたり、意識が混濁《こんだく》したりすることもあります。特に、高齢者ではそのようなことが起こることが少なくありません。

したがって、不眠気味の人の寝室は、脳に多少の刺激を与えるために、真っ暗よりほの暗い状態がいいのです。具体的には、枕の周辺に置いてある時計や小物がぼんやり見える程度に照度《しょうど》を調整すると、精神的に落ち着いて、安心して眠りやすくなります。

ところで、現代の夜間室内照度は、ろうそくや行燈《あんどん》を使用した約1000年前（平安時代中期）の約1000倍、ようやくランプやガス灯が普及し始めた100年前（明治時代）の約100倍も明るくなっていることを知っていますか。

そして、この間の「分光分布（光源から放射される光を波長ごとに分割し、各波長の色がどの程度含まれているか表わしたもの)」は、暖色系の電灯色、白色系の蛍光灯、青色ＬＥＤ（＝Light Emitting Diode　発光ダイオード）、白色ＬＥＤなどと飛躍的な進歩を遂《と》げたいっぽうで、覚醒作用を強める青色波長（ブルーライト）の多い照明器具が増加しました。

つまり、「火」を直接、人工光源として使用していた昔の人々に比べ、現代人は高照度、かつブルーライトを浴びやすい環境にさらされているのです。

ブルーライトは、可視光線のなかでもっともエネルギーが強く、脳に強い覚醒刺激を与えます。この刺激を受け続けている現代人に、不眠を訴える人が増えるのは当然かもしれません。したがって、寝室は白色ＬＥＤを用いず、より自然光に近い電灯色の電球を使用したり、電灯カバーを用いたりして、なるべく暖色系の照明環境を作るようにしてください。

しかし、いくら夜間の室内照度が高くなっても、日中の野外の明るさに比べると１００分の１程度に過ぎません。したがって、夜間の室内照明の影響を排除し、体内時計をシャキッと調整し、より良い睡眠をとるためには、朝８時までに太陽の光を十分に浴びることが何より大切です。

なお、ブルーライトは、ＬＥＤ電灯以外にもパソコン、スマートフォン（スマホ）、テレビなどのデジタル機器からも発《はっ》せられています。寝室にスマホを持ち込んで、メールチェックをする人も多いですが、これは不眠環境を自《みずか》ら作り出していることになります。

私が行なった臨床実験では、寝る前にスマホを1時間操作すると、寝つきは変わらないものの、中途覚醒が起こりやすくなり、トータルの睡眠時間が減るという結果が出ています。そればかりでなく、睡眠が途切《とぎ》れがちになり、熟睡感を得られないために疲れやすく、日中の活動性が低下してしまいます。

これはアンケート調査だけではなく、アクチグラフという睡眠中や日中の活動性を検査する装置を使って得られた結果です。

したがって、パソコン作業やスマホ操作は、就寝2時間前までに終えるのが理想。「寝室では、睡眠以外のことをしない」というのが不眠症改善の鉄則です。

熱環境（体温）——手足を温《あたた》め、深部《しんぶ》体温を下げる

受験に挑む中高生には、古くから「頭寒足熱《ずかんそくねつ》」がすすめられてきました。これは文字通り頭を冷やし、下半身を温めると、勉強の効率が上がるというものですが、睡眠にも頭寒足熱が効果があるという研究データ（Int J Biometeorol 2003;48:98-102）を紹介しましょう。

この研究は、日本の蒸《む》し暑い高温多湿の環境下、冷却した枕と普通の枕のどちらが安眠に効果があるかを調べたものです。その結論は、「冷却枕を使用すると、鼓膜《こまく》温が低下し、体全体の発汗量も少ないことから、睡眠初期に頭部を適度に冷却することは睡眠改善効果がある」というものでした。

いっぽう、「就寝2時間前の足浴《そくよく》（足湯）は、入眠時間を短縮する」（J Physiol Anthropol Appl Human Sci 2000;19(1):21-27）、「足浴は、副交感神経系の活動を高め、精神的なリラクゼーション効果がある」（山梨医科大学紀要 2001;18:31-34）といった、足浴の有効性を示した報告もあります。

第1章で、眠気は、体の深部体温が下がる時に強まると説明しましたが、これらの

研究から、足浴で四肢《しし》の末端を温める→皮膚からの熱放散を高める→深部体温が下がる、さらに、精神的な緊張を緩和するので眠気が誘発される、ことがわかります。

したがって、日本の暑い夏の夜は、冷やした枕と足浴を効果的に使うことこそ、睡眠改善の秘訣。まさに「頭寒足熱」です。

ただし、深部体温が下がり、眠気を誘うまでには2時間ほど必要なので、睡眠直前の入浴や足浴は効果がありません。というより、かえって体が火照《ほて》ってなかなか寝つけない状況に追い込まれかねません。睡眠改善のための入浴や足浴は、深部体温を十分に下げるために、余裕を持って行ないましょう。

なお、入浴や足浴ができない場合は、「頭寒腹熱《ふくねつ》」による「自律訓練法（次ページ）」が有効です。これは、ドイツの精神医学者J・H・シュルツ教授が考案したもので、極度の緊張を解《と》いたり、リラックスしたい時に用いられ、睡眠以外にも、不安の軽減や心身のバランスの乱れの調整にも役立ちます。きわめて簡単ですから、ぜひ試してみてください。

自律訓練法

①楽な姿勢をとる（寝ても座《すわ》っても可）

②軽く目を閉じ、「額《ひたい》が涼《すず》しくなります」と心のなかで唱《とな》える

③次に「お腹が温かくなります」と心のなかで唱える

④額が涼しくなり、お腹が温かくなるイメージを繰り返す

熱環境（室温）——室温26℃、寝具内33℃が理想

近年の都会のヒートアイランド現象は、確実に現代人の睡眠を蝕《むしば》んでいます。国立環境研究所が東京、大阪、福岡在住の人を対象に、二〇〇三年に実施した「真夏に経験したことのある症状」というアンケート調査では、「眠れない」（約60％）、「体の疲労・変調」（約25％）の順番でした。

睡眠にもっとも適するのは室温26℃、寝具内33℃、湿度50～60％とされています。外気温が上昇すれば眠りづらくなるのは当然ですが、エアコンなどが整った都会の多くの家庭でも、寝室の温度調整がうまくできていないということでしょう。

ではなぜ、寝室の気温が適切に調整できないと、良質な睡眠がとれないのでしょう。眠気のリズムと体温変化について第1章で解説しましたが、それを端的に示すのが次のデータです。

これは、「高温多湿環境が体温に及ぼす影響」（Sleep 1999;22:767-773）という研究で、室温29℃と35℃、それぞれの湿度を50％と75％に設定した４パターンで、睡眠中の平均皮膚温と深部体温の変化を見たものです。

それによると、室温29℃ではおおむね１℃程度、深部体温が低下するのに対し、室温35℃湿度75％では、深部体温がほとんど低下しないことがわかります。つまり、夏の高温環境下では、入眠期に体から熱が放散されず、深部体温が下がらないため、なかなか入眠できないのです。

いっぽう、冬期は、電気毛布や羽毛布団などの寝具により、寝具内の温度調整が可能ですから、室温３℃以上で入眠可能と言われています。ただし、高齢者などが尿意を覚えたりして中途覚醒した場合、寝具内と室温との差が大きければ大きいほど、血圧上昇や循環器系疾患の発作リスクが高まります。したがって、冬場はエアコンやストーブなどを使用して、寝室の温度を18～23℃に調整するといいでしょう。

色環境――カーテンを選ぶ注意点

次に、寝室のカーテンや壁の色ですが、色彩心理学では赤、緑、青（光の三原色）や白、黒は、人に緊張感を与えるとされています。

病院でも、かつて医師、看護師、職員の制服や病室の壁、カーテンなどに白色を多用していましたが、最近はクリーム色や淡い水色などのパステル調を採用するケースが増加しています。これも、患者さんの緊張感を和らげるための配慮です。

もし、寝室のカーテンや壁の色が原色、あるいは濃い色なら、なるべくやわらかな色合いのものにしてください。

カーテンは、寝室の室温管理に大きな影響を与えます。布地が厚めのものは、室温を逃しにくいので冬場、薄いものは夏場に用いるのが基本です。また、季節を問わず、寝室の窓をカーテンですべて被《おお》うのではなく、起床時に朝日が顔に当たるよう、すこし隙間《すきま》を開けておくといった工夫をすると、起床時に目覚めやすくなります。

音環境――最大騒音を40デシベル以下に

「眠る時に音楽がないと眠れない」「音楽を聴きながら、ストンと寝つく」私が教える学生や若い人のなかには、このような人が少なくありません。でも、本当でしょうか。音は本来、入眠を妨げる大きな要因のひとつとしてとらえられてきました。

たとえば、都会では避けられない「交通騒音」や隣人とのトラブルにもつながりかねない「生活騒音」が40db（デシベル）を超えると、不眠感が強くなります（堀忠雄編『不眠』）。

そして、最大騒音が45db以上になると入眠までの時間が約20分間延長し、45～55dbでは中途覚醒が増え（Sleep Medicine Reviews Vol.11）、55～75db以上になると入眠困難、熟眠困難、早朝覚醒などの睡眠障害につながる確率が高まります（日本睡眠学会編『睡眠学ハンドブック』）。

ちなみに、75db以上の騒音には、電気洗濯機（75db）、電気掃除機（78db）、浴槽への給水（78db）、玄関チャイム（82db）、水洗トイレの流水音（83db）などがあります（鉄筋コンクリートの建物内の距離1メートルで測定。堀忠雄著『快適睡眠のすすめ』）。

読者のなかには「まさか、玄関チャイムの音が82dbもあるなんて」と意外に感じる人も多いと思いますが、これは、騒音と不眠症の関連を的確に示したデータです。

それでは、最初に提議した「音楽を聴きながら眠る」のは、どうでしょう。「音楽は騒音ではないので、睡眠の妨げにはならない」という意見もあるかもしれません。たしかに、音も、寝室の照明と同様にまったく遮断するよりも、ゆったりとしたテンポとリズムを奏でる音楽を流していたほうが心地よい刺激が耳から入り、眠りに誘われやすいとも言えます。

ただし、大音量のジャズやロックなどを聴きながら眠るのは、賛同できません。もし、その環境下で眠れるとしても、睡眠中に絶えず大きな刺激を受け続けることで、脳の睡眠メカニズムはダメージを受け続けていると推察されます。

したがって、低音量の音楽を聴きながら寝つくという睡眠法は否定しないものの、睡眠中に音を流し続けるのはよくありません。もし、そんな習慣のある人は、プレイヤーやラジオなどの音源にタイマーをかけ、深い眠りのノンレム睡眠が現れる30分以上前に電源が切れるようにしてください。

音楽などとは異なり、「目覚まし時計の秒針が刻むリズミカルな音が気になって眠れない」人や、逆に「目覚まし時計のリズムで心地よくなり、眠気が強くなる」人もいます。これは、微細な音でも、脳は刺激を受け、睡眠に影響するという証左です。もし、秒針のリズム音が気になるようなら、音量を調整できるデジタル時計に変えることをおすすめします。

いずれにしても、よく眠り、本来の脳の機能を回復させるために40db以上の音を寝室から遠ざけることが重要であり、それが快眠と脳の活性化につながると心得てください。

香り環境――コーヒーの香りで安眠⁉

「ラベンダーやカモミールなどのエッセンシャルオイルの香りには、催眠効果がある」「タマネギやセロリの香りを嗅《か》ぐと、よく眠れた」などといった話が、健康雑誌の体験談として頻繁《ひんぱん》に掲載されています。

たしかに、特定のエッセンシャルオイルの香りは、睡眠を誘う効果が認められます。これは、人間の五感のなかで、嗅覚は、睡眠欲などの人間の本能と密接に関わる大脳辺縁系《だいのうへんえんけい》に刺激を与えるためだと考えられます。つまり、エッセンシャルオイルの香りは大脳辺縁系に直結し、本能を呼び戻し、睡眠欲をわかせると言い換えてもいいでしょう。

ちなみに、大脳辺縁系は7000万年前から、私たちの先祖が発達させてきた原始的な脳のひとつです。嗅覚以外の感覚は、いったん脳の表面にある大脳皮質に到達し、そこから大脳辺縁系に伝わります。ですから、人間の本能にもっとも早く、強く作用するのは嗅覚です。このため、大脳辺縁系の一部はかつて、匂《にお》いを嗅ぐ脳という意味で「嗅脳《きゆうのう》」と呼ばれていました。

私は、以前から「脳と香りの関係」を研究し、どのような香りが脳に変化をもたらしているかを調べてきました。その一環として、脳が穏《おだ》やかに活動している時に後頭部に出現するα波は、どの香りでもっとも多く出現するかを調べたところ、ラベンダーの香りが高い数値でした。つまり、ラベンダーの香りには脳を休ませる、睡眠に誘う働きがあるということです。

また、私はコーヒーの香りにも着目しています。コーヒーと言えば「睡眠に適さない飲みもの」と思っている人が多いようですが、コーヒーの香りのなかには、脳をリラックスさせるものがあると、臨床実験で判明したのです。

この研究は、６種類のコーヒー豆（ブラジルサントス、グアテマラ、ブルーマウンテン、モカマタリ、マンデリン、ハワイコナ）ごとに、前述のα波がどの程度出現するか、20代の10人の女性を対象に実施しました。

その結果、α波がもっとも多く出ていたのはグアテマラとブルーマウンテンで、逆にマンデリンとハワイコナはその出現が少ないという結果になりました。ということは、よく眠りたい時こそ、グアテマラとブルーマウンテンの香りを嗅げば、安眠効果が得られるということです。逆に、脳を活性化する働きが強いのはブラジルサントスとマンデリンで、この香りを嗅ぐと頭の回転が速くなり、情報処理のスピードアップに効果があることが判明しました。

ただし、覚醒作用を持つカフェインを含むコーヒーを飲んでは、逆効果。あくまでも、グアテマラやブルーマウンテンの香りに睡眠を誘う効果があるということです。

日本人は、匂いに関心がない方が多いですが、香りは脳に良い刺激を与え、睡眠を誘ったり、作業効率を高めたりする力があるのです。

心理環境――ストレスが睡眠に及ぼす影響

「非正規社員で、いつ雇用止めになるかわからない」「妻との関係が悪化して、離婚の危機」不眠に悩む人には、このようなストレスを抱えている人が多いものです。そして、大きなストレスを抱えていれば、うつ病、自律神経失調症、不安障害、睡眠障害などに至ることもある、ストレス症候群に陥る可能性が高まります。

では、本質的な質問ですが、ストレスとはいったいなんでしょう。ストレスの語源は「ゆがみ」「ひずみ」「重荷」などを意味し、私の専門の精神医学では「ストレッサーによる、心のゆがみと体の不調」と定義しています。

ストレッサーとは、言うまでもなくストレスを作る原因・要因です。大きく分けると「生物学的ストレッサー」「物理的ストレッサー」「科学的ストレッサー」「心理社会的ストレッサー」の四つのジャンルに分類できますが、これらのストレッサーのすべてが体に悪影響を与えるわけではありません。

実は、ストレスには善玉ストレスの「ユーストレス（eustress）」と悪玉ストレスの「ディストレス（distress）」の2種類があります。

善玉ストレスは、ほどほどの仕事、ほどほどの勉強、ほどほどのスポーツなどによる心身の負荷と考えてください。つまり、心地よい緊張感と身体的疲労感と考えていただいてかまいません。

悪玉ストレスは、ハードワークによる心身の疲労、騒音・振動などの物理的な圧迫、会社の人間関係や地域社会との確執など、なかなか解決できない問題が多いものです。これらを、寝室に持ち込んでは、とても安眠などできません。

そこで、提案したいのは「悪いストレスは忘れる」ということです。寝室を真っ暗にすると、不安感が高まります。ですから、ほの暗い灯りを灯《とも》し、「今解決できないことは忘れよう」と意識することです。

ストレスは打ち勝つものでも、立ち向かうものでもありません。体に負担をかけるほどの深刻なストレスは、あれこれ悩んでもすぐに解決することなどあり得ません。

ですから、上手にやりすごすことが最善の対処法なのです。

「それでは、なんの問題解決にならない。なんと無責任な」と言われそうですが、とても強いストレスを解消するためには、あなたの人格、性格、社会的地位などをすべて投げ打つ覚悟がないと、とても打開できないのです。

もし、あなたがそのような状況にあり、眠れないなら、睡眠薬などを飲んで眠ってしまうのもひとつの手段です。睡眠にとって悪玉ストレスは邪魔者。そして、この邪魔者は質の良い睡眠をとることで、その影が徐々に薄れていくことを理解しましょう。

第４章

ケース別の睡眠術

「接待ゴルフで、明日は朝4時に起きなければ……」「来週の海外旅行、飛行機での睡眠や時差ボケを早く解消するには？」「半年後の資格試験に備えて勉強するのは朝、それとも夜？」「一夜漬《いちやづ》けに効果がある睡眠は？」

この章では、さまざまな状況に応じた具体的な方法――睡眠術を述べていきます。どうしたら眠れるかを〝守り〟とするなら、こちらは睡眠を効果的に活《い》かす〝攻め〟と言えるかもしれません。

徹夜をする時

看護師、タクシーの運転手、鉄道の駅員のように、あらかじめ徹夜をする日が決まっている場合、徹夜前日のケアと翌日のフォローに気をつけます。

徹夜の前夜は明日に備えて早く寝る、という人も多いのですが、これはあまりおすすめできません。ふだんより長めに眠っても、睡眠の「寝だめ」は効《き》きません。むしろ、睡眠リズムを維持するために、前夜の睡眠時間は変えないほうがいいのです。

たとえば、水曜日が徹夜だとします。この場合、月曜日と火曜日は普通のリズムで生活します。特に、火曜日は超過勤務や残業はせずに、定時に帰宅し、ふだんと同じ時間に寝てください。夕方から勤務に入りそのまま徹夜という場合、昼過ぎまでダラダラと寝ている人が多いのですが、日勤《にっきん》と同じ時間に起きるようにしてください。

次に徹夜明けですが、看護師やタクシー運転手の場合、休日が設定されるのが通常です。そのため、帰宅後、すぐに寝てしまう人がほとんどでしょう。ただ、これは睡眠リズムを崩す元凶《げんきょう》。体が疲れているので早く寝たいという気持ちも理解できますが、昼は寝ないで起きている。そして、夜は早めに夕食を摂り、２時間休息したあとに寝て、翌朝は普通の時間に起きる、といった徹夜明けの生活パターンを作ってください。

つまり、徹夜は、ふだんの生活リズムのなかに挟《はさ》み込まれたイレギュラーな時間ととらえ、通常の生活リズムや睡眠時間を変えないようにします。もし、一晩の徹夜で睡眠リズムを変えてしまうと、その後、昼夜逆転生活に陥る可能性が高くなり、そのパターンを修正するには、かなりつらい思いをするのです。

夜勤が続く時

夜間専門のガードマンのように、昼夜逆転生活が4～5日間続く場合は、昼間の過ごしかた、シフト終了時の対処法を考えなければなりません。

まず、夜間専門の仕事ですから、昼夜が逆転するのはしかたがないと割り切ります。朝仕事を終えて、帰宅したあと、すぐに寝るような生活は避けてください。なるべく早く就寝し、夜の勤務に備えたいという気持ちもわかりますが、これでは、勤務で溜《た》め込んだストレスをまったく解消できません。睡眠は、夜の勤務に備えるのではなく、その日の勤務の疲れを癒《いや》すため、と考えましょう。

ですから、いくら体が疲れていても入浴し、ゆっくり食事を摂り、テレビや新聞などを見ながらくつろいでから就寝します。つまり、昼間シフトの時の夜と同じ生活を送るのです。

ただし、ストレスを解消するための飲酒はおすすめできません。昼間の睡眠は、どうしても質が悪くなりますが、飲酒はさらに質の低下を増長します。飲んでも缶ビール1本程度です。

次に1週間、あるいは1カ月の夜勤シフトが明けて日勤ベースになる時は、必ず1～2日間空《あ》けてください。日本の多くの企業は、勤務シフトを変える際、土日2日間の休日を挟んでいます。もし、2日間の休日が不可能なら、たとえ1日でもかまいません。この1～2日の休日で、通常の生活リズムを取り戻すのです。

夜勤専門の仕事は、国内における〝時差〟と同じです。すこしでも早く、時差ボケを解消したほうがいいのです。そのためには、前項と同様に、シフト明けの昼間は寝ないようにしてください。日勤と同じ生活を心がけ、夜は早めに寝て、翌朝は通常通りに起きてください。

「1週間、1カ月という昼夜逆転生活がたった1～2日で直るのですか」こんな疑問を持たれるかもしれません。

たしかに、簡単なことではありません。しかし、個々の体質にもよりますが、つらくても2日間、通常の生活を心がければ、昼間の生活リズムに戻るきっかけになってくれます。このほうが、いきなり逆転生活から通常勤務に戻るより、体の負担はかなり軽くなるのです。

早朝に起きる時

「ふだんは23〜0時に寝て7時に起きているけど、明日は朝4時に起きなければならない。起きられるか不安……」このように、イレギュラーな早起きが求められる時は、どうしたらよいでしょう。

この場合は、就寝時間を2時間だけ早めてください。人間は7時間睡眠が理想ですが、6時間眠ればなんとかなります。仮に4時起床なら、前夜22時に就寝すれば6時間の睡眠が確保できます。

ただ、「いつもの睡眠時間をずらすと眠れない」と言う人がいます。その場合は、睡眠改善薬や睡眠導入薬の使用を否定しません。睡眠改善薬などの使用をためらう人は多いですが、この場合は臨時的に、かつ単発で使ってください。連日服用しなければ、依存症の問題など、心配する必要はありません（睡眠薬については、終章で詳述します）。

しかし、それでも睡眠薬の使用に抵抗感がある人は、2時間早くベッドに入り、たとえ眠れなくても体を休めているだけでもいいでしょう。ただ、本当は一瞬でも睡眠をとるほうがベターです。すこしでも眠ると、覚醒度ばかりでなく脳の働きにも大きな差が出てくるのです。

したがって、いくら早起きしなければならない時でも、徹夜などはせずに6時間睡眠を目標に、すこしでも眠る工夫をしてください。

短時間睡眠が続く時

「新しい企画のプレゼンがあって、今週は5時間睡眠が続いた」「決算が迫り、ほとんど眠れない日が続いている」このような時、短時間睡眠をカバーするために、一段落したら、たっぷりと睡眠をとりたいと思われることでしょう。

しかし、短時間睡眠からのリカバリーは8時間以上眠らないようにしてください。人間は、どんなに寝不足でも一度8時間眠れば、コンディションが整うようにできています。第1章でも述べましたが、7時間睡眠の人の死亡率は一番低く、長く眠る人が長生きするというものではありません。また、長く眠れば眠るほど、疲れが取れるわけではありません。

寝過ぎは、寝不足と同じくらい睡眠・覚醒リズムを崩し、心身に悪影響を与えます。また、短時間睡眠が続いたあと、7〜8時間睡眠では眠り足りない、眠気が覚めないと感じても、実は、体の疲労はそれほど残っていません。

ですから、通常通りに起きて、早くふだんの生活リズムに戻すことが何よりも大切なのです。

一夜漬《いちやづ》けで、効率的な勉強をしたい時

学生や資格試験に挑戦するビジネスマンは、一夜漬けで勉強することも少なくありません。もちろん、余裕を持って勉強し、試験前はたっぷり睡眠をとるほうが試験の結果は良いものです。とはいえ、そんなに悠長《ゆうちょう》なことは言っていられないのが現実でしょう。

どうしても一夜漬けが必要な時は、徹夜を避けて、2〜3時間でも睡眠をとり、ふだんと同じ時間に起きるように心がけましょう。

たとえば、学生で試験が3限目という場合、3限目の開始時刻に合わせて10時過ぎ

に起きる人が多いですが、それをすると、体がよけいつらくなります。１日のスタート時間を遅らせると、さまざまな体のホルモンの分泌量に影響したり、自律神経のバランスが乱れることで、頭脳が働きづらくなり、結果的に試験がうまくいかないことが多いのです。

ですから、「この試験に合格しなければ落第してしまう」という差し迫った時こそ、ふだんの起床時間を守ること。ふだん通りに起きて、試験までに数時間の余裕があれば、その間に勉強するほうが効率的に学習できます。

ところで、一夜漬けで必死に勉強して試験当日は覚えていたが、２～３日たつとほとんど忘れてしまった、という経験はありませんか。これは、睡眠不足で十分なレム睡眠をとれず、記憶に固定することができなかったことが一因です。

学習は何度も繰り返さないと、記憶に定着できず、２日後には３分の１しか覚えていないと言われています。したがって、私が大学教授だから言うわけではありませんが、「試験が終われば忘れてもしかたがない。試験だけは通してほしい」という学生以外、一夜漬けはあまり意味がないと断言します。

また、試験が数日にわたり、その間、一夜漬けを繰り返せば、必ず生活リズムが崩れます。生活リズムが乱れると、たとえ試験に合格しても、その後の生活に支障をきたします。それを防ぐためには、試験中でもいつもと同じ時間に起きて、朝日を浴びて、食事を決まった時間に三度摂り、ふだんの生活リズムを維持することしかありません。

半年後の試験に向け、記憶力を高めたい時（学生）

たとえば、あなたが半年後に入学試験や進級試験を受ける、とします。この期間、なんとしても記憶力を高めたい、記憶を定着させたい、と思うのではないでしょうか。そんな時の睡眠法や勉強法のポイントをいくつか指摘したいと思います。

まず、高校受験や大学受験に挑む場合、極論すれば、試験の1週間前まではどのような勉強法でもかまいません。たとえば、学校から帰ったらすぐ夕飯を食べ、22〜23時頃まで眠り、0時に起きてそこから朝まで勉強するという人もいるようです。

睡眠学上はすすめられない勉強法ですが、それでもそのスタイルが定着しているなら、そのままの生活でかまいません。ただし、受験の１週間前から、普通の生活リズムに戻すこと。これが、受験をクリアするポイントです。

つまり、夜はたっぷり眠り、昼間は起きているという形に戻していかないと、受験当日、最高のパフォーマンスを発揮できない可能性が高まります。大学や高校の入試は必ず昼間に実施されます。その時、夜型の生活リズムが体に浸透していると、ケアレスミスなどで思わぬ結果になることも。

さらに、受験勉強で不規則な生活を長期間続けていると、たとえ志望校に合格しても、授業に遅刻する、居眠りばかりする、欠席が多くなる、そして、最後は不登校になるというケースも少なくありません。

結局、いくら受験に合格しても、長い目で見ると、まちがった生活リズムが人生を狂わせてしまうのです。大学や高校に入学後、充実した学生生活を送るためにも、受験日の最低１週間前から正しい生活リズムを作ることが大切なのです。

半年後の試験に向け、記憶力を高めたい時(ビジネスマン)

職種に応じたステップアップを目指し、資格試験に挑むビジネスマンは少なくありません。そのような人たちは睡眠時間を削《けず》って、必死に試験勉強をしているのではないでしょうか。たしかに、昼間は仕事があり、やむを得ないようにも思えます。

しかし、勉強をする時間は夜以外にもあるものです。実は、時間の使いかたが上手な人は、通勤電車のなかで勉強しています。都会で働くビジネスマンの通勤時間は1時間〜1時間半が普通のようです。それなら、早朝のなるべく空《す》いている時間帯の各駅停車に乗車して、車内で勉強してください。

夜中に数時間勉強をしている人は、そのうちの1時間分を、電車内の勉強に振り分けましょう。朝は脳の働きがリセットされてクリアですから、夜間に眠気をこらえて勉強するより、知識が数倍吸収され、記憶力も高まります。

こうすれば、帰宅後の勉強時間が1時間縮《ちぢ》まりますから、0時前に就寝することも可能です。人間は0時前、できれば23時までに就寝するのが理想です。この時間帯に睡眠をとると、成長ホルモン、ノルアドレナリン、ドーパミンなどさまざまな物質が適切に分泌され、翌朝の体のコンディションも良くなります。

22時頃に寝て、朝5時過ぎに起き、6時に家を出て、電車のなかで勉強するという習慣を身につけましょう。

さらに、土日を有効に利用してください。「土日くらいゆっくり寝坊したい」と思うかもしれません。しかし、試験を控えているなら、ふだんと同じ時間に起き、朝日を浴びて、数時間でもいいので勉強しましょう。

というのも、夜間の勉強は、朝や昼間の勉強に比べ著《いちじる》しく効率が悪いのです。夜は人工の光があふれています。そして、目から人工光が入ると、睡眠リズムを崩すこともあり、たとえ1時間勉強しても、記憶の定着率が非常に悪くなります。

しかも、パソコンを使って勉強することが多いのですから、なおさら、眠れない状態を作り出します。ここは第2章で述べているので詳細は省きますが、いくら勉強しても、良い睡眠をとらなければあまり覚えられないということです。

私の講義にも、「毎日、睡眠時間を削って3〜4時間勉強しているのに、なかなか学科試験に合格しない」という学生がいました。おそらく彼は、睡眠を減らし、勉強していることだけに満足し、睡眠不足が記憶力を低下させることに気づいていないのです。

そこで私は、彼に「21時から0時までの3時間の勉強より、朝5時から8時のほうが頭に入る。だから、無理をしてでも1～2時間早く寝て翌朝、勉強したほうがいい」とアドバイスをしました。

勉強は〝朝に前倒し〟にしたほうがいいのです。うしろ倒しにしていくと、睡眠の質が悪化して絶対にうまくいきません。したがって、自然光のあふれる早朝から昼間にかけて勉強することこそ、勉強の効率を高める方法と言えるでしょう。

飛行機などに長時間乗る時

グローバル化の進展により、欧米をはじめとする海外に出かけるビジネスマンや旅行者が増加しています。飛行機での移動の際、気になるのはやはり「エコノミークラス症候群」です。

この病気は、飛行機などで長時間同じ姿勢を続けると、下肢《かし》が圧迫され、うっ血状《けつ》態になって血栓《けっせん》が生じる「深部静脈血栓症《しんぶじょうみゃくけっせんしょう》」と、その血栓が肺の血管を詰まらせる「肺塞栓症《はいそくせんしょう》」のふたつの病気を指し、旅客機のエコノミークラスの利用客に多発することから、俗にエコノミークラス症候群と言われるようになりました。

この病気は飛行機だけでなく、列車による長時間移動、タクシーの運転手、長距離トラックの運転手、オフィスでのデスクワーク、映画鑑賞時などでも発症するので注意が必要です。では、どのように予防したらいいのでしょうか。

高度1万メートルを超えて飛行する飛行機内は0・7～0・8気圧、湿度0～10％と、非常に乾燥しています。仮に10時間のフライトでは、体内から約1リットルの水分が失われます。水分が不足すると、体内に血栓ができやすくなります。

ですから、脱水状態を招く大量の飲酒を控え、スポーツドリンクやミネラルウォーターなどでこまめに水分を補給するようにしてください。また、ズボンのベルトとネクタイをすこしゆるめ、シャツの第一ボタンやカフスボタンを外《はず》すなど、なるべく体を締めつけず、体をリラックスさせるように心がけることが大切です。また、うっ血防止用のストッキングも有効です。

次に、下肢のうっ血を防ぐためには、1～2時間に1回はトイレに行くのを利用して機内の通路をすこし歩いたり、座席で3～5分ほど足の上下運動をしてください。窓際や座列の中央席では、隣席に気を遣《つか》い、頻繁にトイレに行きづらくなるものです。座席を指定する際は、可能な限り通路側を予約しましょう。

私は、座席が選べる時は、キャビンアテンダント（CA）と対面する席を指定しています。そこは、足元のスペースが他の席より広いため、足を伸ばすことが可能です。

フライト中は、睡眠をとる人が多いですが、シートを倒す角度や座席の幅に限界があります（エコノミークラスだけでなく、ビジネスクラスでも似たようなシートのことがあります）。これでは、睡眠中、寝返りを打てません。寝返りは、血液循環や自律神経の働きを整えるために不可欠です。フライト中に目覚めたら、意図的に何度も姿勢を変えることをおすすめします。

現在の飛行機は、ベルト着用サインが消えても、ベルトの装着が常時求められます。しかし、エコノミークラス症候群を防ぐために、安定したフライトの時は、シートベルトの締めつけにすこし余裕を持たせ、フライト中はすこしでもくつろげるようにしましょう。

時差ボケにかかった時

海外渡航の際、気になるもうひとつのことは、時差ボケでしょう。たとえば、東南アジア〜インドと日本の時差は4時間弱。この程度の時差は、それほどきつくないという人も、欧米との8〜12時間の時差はつらいと感じる人がほとんどです。そして、日本から西に向かう時の時差ボケは比較的軽いのですが、ヨーロッパからの帰途やアメリカへ行く時はつらいと感じる人が多いようです。

では、ヨーロッパなどに行く時、時差ボケをどのように解消したらいいのでしょうか。仮にイギリスに行くとすれば、時差8〜9時間（夏時間と冬時間）。日本を11時に出発し、12〜13時間かけてフライトすると、イギリスに到着するのは日本時間で23〜0時ですから、通常なら就寝する時間です。しかし、現地は14〜15時。

このような場合、ホテルで荷を解いたあと、いくら眠くてもすぐに寝ないで観光などに出かけることをおすすめします。要は、現地の時間通りに行動し、何よりも、現地の日差しを浴びることです。

また、フライト中に眠ると、現地が夜になってもなかなか眠れず、翌朝、眠くなるという時差ボケが起こります。この場合は、臨時的に、かつ1回限定として市販の睡眠改善薬などを使い、現地の時間に合わせて眠ることが時差ボケ予防の秘訣です。

逆に日本に帰ってきた時も、日本時間に合わせた行動をするのが基本です。イギリスを夜出発すれば、日本に到着するのは午前中。本来はそのまま起きているほうがいいのですが、帰国時は相当、体が疲労しています。

フライト中の睡眠は、ビジネスクラスですら、自由に寝返りを打つことは困難です。これでは、疲労を回復させることは不可能です。さらに、海外の生活で大きなストレスも抱えています。

ですから、この日はなるべくリラックスできるように心がけ、自分のベッドでゆっくり眠り、翌日から日本の生活リズムに戻すように努めてください。

ホテルなど、ふだんと異なる環境の時

「枕が変わると眠れない」と、昔からよく言われます。これは、ふだんと異なる睡眠環境では安眠できないことを、枕を比喩的に使い、表現しているに過ぎません。

ただ、不眠に悩む人がホテルや旅館に宿泊すると、実際に、備えつけの枕が原因でさらに眠れなくなるケースも少なくありません。やはり、枕は睡眠にとって重要な要素です。

一定のレベルのシティホテルやビジネスホテルには、部屋にふたつ以上の枕が用意されているのが普通です。すこし硬《かた》めや柔《やわ》らかめの枕が備えられ、客の好みで選べるように配慮されています。

ただ、旅先でよく眠れない人にとって、これだけでは不十分。枕の高さや硬さは、好みが分かれます。備えつけの枕に満足できないようなら、バスタオルなどを使い、自分の好みの高さに調整するといいでしょう。また、枕の横幅が50㎝以下だと、寝返りが打ちにくくなってしまいます。これでは、たとえ寝つけても、熟睡感が得られません。

本来は、ふだん使い慣れている自分の枕を旅先まで持っていければいいのですが、荷物になってしまいます。しかし、3日～1週間ほどの長期出張や旅行で、続けて同じホテルや旅館に泊まる場合は、あらかじめ宅配便などで、自分の枕を宿泊先に配送しておくのもひとつの手段です。

さらに、ふだんの自分の寝室環境になるべく近い部屋を予約するようにしてくださ い。たとえば、温泉などでは和室に通されることが多いですが、この場合、就寝時には、畳の上にウレタンのようなマットを敷き、布団を重ねて寝床にするケースがほとんどです。ふだん、ベッドで寝ている人には違和感が強く、眠れなくなることが多いもの。もし、ベッドの部屋があるのなら、躊躇《ちゅうちょ》なくそちらを選びましょう。

いっぽう、ビジネスホテルなどでは、ほとんどがベッドです。この時、問題になるのがシーツの敷きかた。ホテルによっては、シーツを袋《ふくろ》状に整えず、ただマットに掛けているだけのところがあります。これは良くありません。寝返りを打つと、すぐに外れてしまい、けっこうなストレスになります。ビジネスホテルは、ただ眠るために利用するのですから、安眠を得るためには、細かいようですが予約の際に遠慮なく確かめるといいでしょう。

もうひとつ、旅先で安眠を阻害するのが寝間着《ねまき》です。最近のホテルや旅館は、浴衣《ゆかた》を寝間着にすることが多いのですが、浴衣は睡眠中に開《はだ》けて、下半身はもちろんお腹まで出ていることもめずらしくありません。これも、よく眠れない人にストレスを与えています。

睡眠中は頭寒腹熱、つまり、お腹は冷やさないようにすべきですが、どんなに寝相《ねぞう》が良い人でも、浴衣では無理な相談。したがって、ふだん着なれた自分のパジャマなどを持って行き、腹部を保温してください。なるべく薄手で、荷物にならないものがベストです。もし、面倒であれば、ゆったりしたTシャツとジャージをパジャマにしてもいいでしょう。

ここまで、旅先での枕、ベッド、シーツ、寝間着などに対する注意点を述べてきました。「すこし神経質過ぎる」と思われるかもしれませんが、睡眠障害を抱え、眠れずに悩んでいる人には、シーツの敷きかた、寝具ひとつとっても非常に大きな問題になります。軽視することなく、取り組みましょう。

熱帯夜に熟睡したい時

おそらく地球温暖化の影響でしょうが、最近の日本の夏は年々暑くなっているようです。酷暑日が10日以上も続き、熱帯夜（正確には、夕方から翌朝までの最低気温が25℃以上のこと）も増加しています。

気象庁の統計によると、一九三一～一九三五年の東京千代田区の熱帯夜は平均7・6日に対し、二〇〇六～二〇一〇年のそれは30・4日で、4倍です。これでは、なかなか寝つけず、体調不良に陥る人が増えてもしかたがありません。

若い世代には「エアコンをガンガンつけて、布団をかぶって眠る」という人もいるようですが、体に大きな負担がかかるので、これはおすすめできません。また、冷え症気味の女性や中高年には、エアコン嫌いの人が多いですが、暑い夜にエアコンを使わず、寝不足や脱水症にかかっては元も子もありません。

そこで、私は「寝室の隣の部屋のエアコンをつけるか、寝室をエアコンのある部屋の隣に移せば、熱帯夜でも適温が保たれ、熟睡できますよ」と患者さんにすすめています。しかも、朝までエアコンを動かす必要はなく、寝つきから熟睡するまでの数時間で十分です。けっこう涼しくなり、よく眠れますから、ぜひ試してみてください。

　適当な部屋がない場合は、寝室のエアコンをつけますが、タイマーを2〜3時間で切れるように設定します。そして、エアコンが停止し暑さで目覚めたら、窓を開け外気を入れたり、寝具を薄くしたりして様子を見ます。東京でも深夜になれば、それほど暑いわけではありません。ですから、この時点で、もう一度エアコンを動かすか、停止するかを判断してください。

　ところで、「暑さで眠れないから、睡眠薬を飲んでもいいですか」と患者さんに聞かれることがありますが、これは絶対におすすめできません。

　熱帯夜は、暑いから寝苦しいのです。睡眠障害などの影響で、眠れないわけではありません。そうであれば、エアコン、扇風機、寝具、冷却敷きマットなどを利用して、すこしでも眠りやすい睡眠環境を作り出す工夫をすればいいのです。

かぜを引いた時

「かぜを引いて体調が悪いけど、寝込むほどではない。普通に仕事をしたいのに眠くてしかたがない」このような経験を、誰もがしているのではありませんか。

これは、かぜ薬の影響かもしれません。一般的なかぜ薬には、発熱や頭痛を和らげる鎮痛消炎薬《ちんつうしょうえんやく》や、せき、くしゃみ、鼻水を止める抗《こう》ヒスタミン薬《やく》（164ページで詳述）などが含まれています。後者は、市販の睡眠改善薬としても利用されているくらいですから、かぜ薬を処方箋や能書《のうしょ》通りに飲めば、眠気に襲われてもしかたありません。

かぜ薬は、通常1日3回食後に服用と指示されます。ですから、朝、昼、晩の食事のあとに、律儀《りちぎ》に薬を飲んでいる人が多いことと思います。しかし、この飲みかたは必ずしも良くありません。

たとえば朝食が7時、昼食が12時であれば、服用間隔はわずか4～5時間。さらに、夕食が19時なら、服用間隔は6～7時間。そして、翌朝、服薬するまでに11～12時間が空きます。

多くの市販のかぜ薬は1回飲めば、8時間程度効果が持続するように作られています。したがって、朝～昼のように短い間隔で薬を飲めば、副作用が強くなり過ぎて、日中は強い眠気に襲われます。その半面、睡眠中は薬の効果が薄れ、なかなか熟睡できないということも。

ですから、かぜを引いた時に昼間の眠気を抑えたい、夜はたっぷり眠りたいのなら、夕方から就寝前を意識して、かぜ薬を飲んでもらうほうがいいのです。具体的には、朝8時に薬を飲んだら、昼食後に薬は飲まず、すこし早めに夕食を摂り、2回目を服用、さらに就寝前の22〜23時頃にもう一度飲んでください。

「何も食べずに就寝前に薬を飲むと、胃が荒れるのでは」と言われそうですが、心配することはありません。食後4〜6時間は、食べたものの一部が胃に残っているので、あまり神経質になることはありません。どうしても心配な人は、市販の胃薬を一緒に服用するといいでしょう。

ところで、「かぜを引いたら、寝たほうがいい」と思い込んでいる人が多いのですが、かぜの治療で求められるのは、まず安静です。安静とは体を休めることで、脳を休める睡眠とは違います。ですから、軽いかぜなら、早めに帰宅して十分に体を休めれば、無理に眠る必要はありません。ただし、重いかぜでは、傷んだ組織の修復のために、たっぷり睡眠をとってください。

かぜを引いても「お風呂に入って、さっぱりして寝たい」と言う人もいますが、すこしでも熱がある場合は、入浴によってさらに代謝が高まり、睡眠をとりにくくなるので、避けてください。

昼寝をする時

昼寝に関しては、成人と乳幼児を分けて考えます。まず、成人には原則的に昼寝は必要ありません。

スペインをはじめとするラテン系の国々には、シエスタという長い昼休みがあり、その間に昼寝をする習慣がありますが、日本人が長めの昼寝をとると、午後の生活リズムが乱れ、仕事に対するやる気や集中力が低下したり、夜の睡眠リズムが崩れやすくなったりします。

人間の体内リズムの周期を見ると、眠気のピークは2〜3時頃と15〜16時頃の2回です。そのため、昼食後は午後の眠気のピークに向かって眠気が強まり、ついウトウトする人が多くなります。本来であれば、この眠気はがまんしてやり過ごしてほしいのです。

ただ、日本のビジネスマンの睡眠時間は平均５～６時間程度、７時間眠っている人は少数派と言われており、睡眠不足を補完する意味で、昼寝を容認せざるを得ない状況です。

しかし、昼寝は1回のみで1時間以内、できれば20～30分以内にしてください。昼間にたくさん眠ると、夜の睡眠の質が低下することは、睡眠ポリグラフなどのデータで確認されています。睡眠ポリグラフとは、睡眠中の脳波、筋電図、眼球運動、呼吸などの生体情報を長時間にわたり、詳細に記録する方法です。

このタイプの夜の睡眠パターンを解析すると、寝つきが悪く、なかにはノンレム睡眠やレム睡眠が減少するなど、睡眠の構造自体を乱しているケースもあります。したがって、毎日７時間睡眠をきっちりとって、昼寝の必要がない状況を作ることが理想です。

ちなみに、高齢者の昼寝は、ある程度は許容範囲です。ただ、朝起きてご飯を食べると何もすることがないから、またベッドに入るということは避けましょう。よく見られるパターンは、起床しても着替えずに1日中ダラダラと過ごし、気の向くままに昼寝をしている方たちです。高齢者も、昼寝は1回1時間以内が原則です。

いっぽう、乳幼児には昼寝が必要です。乳児は日々、体が成長し、脳もさまざまな刺激を受けながら学習しています。このため、1日の3分の2、つまり16時間眠るとちょうどいいと言われます。同様に、5歳くらいまでの幼児も、10時間程度の睡眠が必要ですから、夜の睡眠だけでは賄《まかな》えず、昼寝で補《おぎな》わなければなりません。

ただ、注意してほしいのは、昼寝が延びて、夜の睡眠に影響を及ぼさないようにすることと、夜は連続して最低8時間以上の睡眠を確保することです。また、乳幼児は、たとえ長時間の昼寝をして合計睡眠時間をクリアしていても、大人につきあわせて夜ふけまで起こしておくことは絶対に避けてください。

眠る前に飲酒する時

「眠る前にお酒を飲んでもいいですか」と、不眠気味の患者さんに聞かれることがありますが、私は「睡眠薬代わりにアルコールを飲むなら、おすすめしません」と断言しています。

酔《よ》わないと眠れない人は、すでに「アルコール依存性睡眠障害」という病気にかかっている可能性があります。この場合、就寝前の飲酒はやめていただきます。アルコール依存性睡眠障害は、アルコール依存症にともなう不眠とは異なり、アルコールを飲まないと眠れない状態です。これは、生理的に正常な睡眠とは言えません。なかには、お酒をガブガブと飲んで、まるで意識を失うように眠る人もいます。

これは、絶対に避けなければなりません。無理に意識を低下させて眠ると、睡眠障害を悪化させるケースが多いのです。読者のなかにも、深夜までお酒を飲み、無意識のままバタンと眠り込んでしまったという経験がある人はいませんか。こうした大量飲酒による睡眠を毎晩とり続ければ、やがて脳に障害が出てきます。

ですから、晩酌などでお酒を飲んで、酔いが残っている状態で床に就《つ》くのは避けてください。本来であれば、酔いをしっかり覚ましてから眠るほうがいいのです。眠る時にアルコールが体内に多量に残っていると、眠ってからアルコールが代謝されてなくなる際に、目が覚めやすくなってしまいます。アルコールの利尿《りにょう》作用でトイレに行く回数が多くなることも、中途覚醒につながります。そして、その後はなかなか眠れないという状況に陥ります。

いっぽう、ナイト・キャップ程度のアルコール摂取ならかまいません。ナイト・キャップとは、寝る前に気持ちをリラックスさせる程度のお酒で、缶ビール（小）1本、ワイン1杯、日本酒半合、ウイスキーやブランデーならシングル1杯程度です。

もし、これ以上飲まないと眠れないというのなら、アルコールを睡眠薬代わりに飲んでいるのと変わりません。体や脳への負担を考えれば、アルコールより睡眠薬を使ったほうが健康的です。

月曜の朝を気分よく迎えたい時

現代のビジネスマンは過剰労働、連日の残業で疲弊し、週末は寝て過ごしているようです。しかし、このようなライフスタイルは、月曜の朝を気分よく迎え、週明けに質の高い仕事をするには最悪です。

寝坊が許されるのは、土曜の朝10時まで。本来は8時と言いたいところですが、仕事で疲れきっていれば難しいでしょうから、ここまでは許容範囲です。しかし、これ以上の朝寝坊は、睡眠と覚醒のリズムを乱す可能性が強くなります。

逆に元気な人は、週末に早く起きてゴルフや魚釣りなどに出かけていただいてもかまいません。ただ、帰宅がどんなに遅くなったり、疲れて帰ってきても、日曜の朝は平日と同じ時間に起きてください。

そして、朝日を十分に浴びながら20分程度、散歩をするのがおすすめです。こうすると、体内時計がきちんとリセットされて、夜になれば自然に眠気が高まり、月曜の朝もすっきり目覚めることができます。

つまり、月曜の朝の快適な目覚めは、日曜夜の質の良い睡眠により作られ、日曜の夜の質の良い睡眠は、日曜の朝の規則正しい起床により作られるのです。

災害時に十分な睡眠がとれない時

北海道南西沖地震、阪神・淡路大震災、新潟県中越地震、東日本大震災……。日本は、この20年あまりで大きな災害を経験しました。また、最近は異常気象にともなう、過去に経験したことのない集中豪雨や竜巻《たつまき》などで、避難所生活を余儀なくされる方も、少なくありません。

避難所にいらっしゃる被災者で不眠に悩む人は、われわれが想像するよりも少ないそうです。これは、たびたび起こる余震や生活環境の変化による昼間の過緊張状態から、夜は疲れて眠ってしまうからでしょう。しかし、余震、家族の安否《あんぴ》など、強いストレスを抱えていては、いくら眠れていると感じても、被災前の十分な睡眠とは質が異なります。まず、これを自覚していただきたいと思います。

ちなみに、「眠れない」と言う被災者に「睡眠薬を飲みますか」とお尋《たず》ねすると、「もし、睡眠中に大きな地震が来たら、避難できないから」と断わられるケースも報告されています。

避難所には、大勢の被災者が生活されています。そして、夜でも明るいなかで、段ボールでパーテーションを作り、すこしでもプライバシーが守られるように工夫されていました。しかし、ひとり分の睡眠スペースが非常に狭く、満足に寝返りが打てない状態を強《し》いられていました。寝袋を使われている方も多いのですが、一般的な寝袋のなかでは、寝返りが打ちにくくなってしまいます。

　人間は、睡眠中に10～20回も寝返りを打ち、体のストレスを取り、自律神経を整えているのに、これでは十分な睡眠はとれません。寝袋なら、寝返りの打てるマミータイプ（人型タイプの寝袋）を使うか、毛布を重ねるほうが、心身の疲れは解消しやすいでしょう。

　いっぽう、愛犬や愛猫と一緒に避難された方は避難所に入れず、車のなかでの生活を余儀なくされました。この場合、前述のエコノミークラス症候群にかかる危険性が出てきます。後部座席がフルフラットになり、足を伸ばして眠ることができるバンタイプの大型車ならまだいいのですが、軽自動車やセダンタイプの普通車のなかで、数日～数週間暮らさなければならない場合、長時間、車のシートで眠らないようにして、数時間ごとに屈伸《くっしん》運動や数分間散歩をするようにしてください。

　枕の問題もあります。避難所の多くは体育館や市民センターなどで、フローリングの床が多いのです。そこで睡眠をとるのですから、せめて、枕に気を遣ってほしいと思います。とはいえ、まともな枕など求めるべくもありません。バスタオル、洗顔タオル、衣服などを用いて、自分の好みの高さや硬さの枕を作りましょう。

震災時の極限状態のなかで、被災者が自分で工夫できることと言えば、この程度しかありません。それでも、枕や寝具に気を遣い、すこしでも良い睡眠をとっていただきたいと思います。

「睡眠環境をもっと整えて」と、被災者は言いづらいでしょう。したがって、これは国や行政に考えていただきたい問題です。被災直後は避難所の数も限られ、被災者の命をつなぐだけで精一杯だ、というのも理解できます。しかし、1～2週間以内に、被災者のために寝返りを打てるスペースだけは確保してほしいと思います。

人間の活力は、睡眠の質に大きく影響されます。良質で十分な睡眠は、被災者に明日を生きる力を与えると思います。国や行政は、被災者の睡眠の質にもっと配慮するべきではないでしょうか。

第5章 睡眠と病気の関係

「ビジネスマンなら、睡眠不足なんて当たり前」と、あなたは軽く考えていませんか。でも、睡眠不足が、がん、心臓病、脳卒中など命に関わる重大な病気の原因になっているとしたら、どうでしょう。「たかが、睡眠不足」などと言っていられないのではないでしょうか。

多くの病気は、睡眠不足と密接に関わっています。ここからは、最近の研究で明らかになった、睡眠と病気の関係を見ていきます。

睡眠とがんの関係

睡眠は、第2章で述べたように、脳の機能を修復し、活性化すると共に、心身の健康を保つという重要な役割を担っています。

したがって、日常的な睡眠不足や睡眠障害を持つ人は、将来的に生活習慣病や命に関わる重大な病気にかかる可能性が非常に高くなります。そして、睡眠と病気の関係は、さまざまなエビデンス（医学的根拠）により、裏づけられています。

それでは、日本人の死因（1位がん、2位心臓病、3位肺炎、4位脳卒中〔厚生労働省、二〇一一年データ）の１位である、がんと睡眠との関係を見てみましょう。国立がん研究センターの二〇一一年の統計によれば、がんの死亡者数は35万７３０５例（男性21万３１９０例、女性14万４１１５例）です。

がんは、体を構成する60兆個もの細胞のたったひとつの遺伝子変異によってがん細胞が発生し、20年以上の年月をかけて細胞分裂を繰り返し、増殖し、やがて人間の生命を奪い、自らも死に絶えます。

もちろん、健康な人は、がん細胞が発生しても、増殖を防ぐ力を備えています。免疫という防御システムにより、日々発生するがん細胞を排除しているので、たとえ体内にがん細胞が芽生えても、必ずがんになるというわけではありません。ただ、睡眠不足や良質な睡眠がとれていないと、免疫力が衰えて、がんが発症しやすくなるという研究が数多く報告されているので、注意が必要です。

そのひとつが、東北大学の「睡眠時間と乳がん罹患《りかん》リスクに関する前向きコホート研究＝大崎国保《おおさきこくほ》コホート研究（Kakizaki M. et al. Br J Cancer 2008;99:1502-1505）」です。

前向きコホート研究とは、特定の地域や集団に属する健康な人々を対象に、生活習慣や食習慣などが、将来的（前向き）にどのような影響を健康に与えるかを、長期間にわたり追跡調査するもので、医学研究では信頼性の高いデータとして評価されています。

この研究は、2万3995人の女性を8年間追跡し、睡眠時間と乳がんの発症リスクを調べています。それによると、平均7時間睡眠をとる人の乳がん発症率を1とした場合、6時間以下の人は1・62倍、8時間は1・14倍、9時間以上は0・72倍という結果になりました。

いっぽう、夜勤などの不規則な勤務形態が乳がん発症にどのような影響を与えているかを調べたのが、デュレーン大学のデビッド・ブラスク博士です。この研究は、週3回、夜勤をするアメリカの看護師の乳がん発症リスクは、日勤の看護師に比べ1・8倍、夜勤専門の看護師は2・9倍に達すると報告しています。なぜ、深夜勤務が乳がんの発症を高めるのでしょうか。

これには、何度も言及してきたメラトニンというホルモンの分泌量が影響しているようです。メラトニンは催眠促進、免疫力、抗腫瘍《こうしゅよう》作用、活性酸素の中和作用を高める作用を持つホルモンであり、体内時計の働きで、朝の光を浴びてから14～16時間後に血中濃度が高まります。

このメラトニンの分泌量は生活環境の明暗に依存し、人工光などの明るい環境で生活していると、その分泌量は著しく抑制されます。デビッド・ブラスク博士によると、「夜間に働く人のメラトニンの分泌量は、昼間働く人の5分の1にとどまる」そうです。

人間は、朝日と共に起き、日没と共に寝るという生活を原始時代より続けてきました。それが、一八七九年にエジソンらの白熱電球の発明・改良によって、人間は、夜間でも働けるようになりました。人間の経済活動や文化の発展に大きく寄与したこの発明が、１３０年以上を経た現代社会に、がんや不眠症といった禍《わざわい》をもたらす一因になっているのですから、なんとも皮肉な話です。

睡眠と高血圧の関係

続いて、日本人の死因の2位心臓病、4位脳卒中と睡眠の関係を見ていきましょう。心臓病と脳卒中の主な原因は、動脈硬化です。

これは、文字通り血管の弾力性が失われ、動脈が詰まったり（血栓）、破裂したりすることで、狭心症《きょうしんしょう》、心筋梗塞《しんきんこうそく》、心不全、冠動脈瘤《かんどうみゃくりゅう》といった心臓の疾患につながるいっぽう、血栓が脳に飛び、脳の血管を詰まらせれば、脳卒中などを引き起こします。

そして、これらの発症リスクを高めるのは肥満、脂質異常、糖尿病、高血圧などの生活習慣病です。それでは、睡眠と高血圧の関係について見てみましょう。

日本の某通信会社の男性従業員（入眠障害群4794名、睡眠維持障害群4443名）を4年間追跡調査したところ、高血圧の発症率は、睡眠障害のない人に比べて入眠障害群では1・96倍、睡眠維持障害群では1・88倍になりました（Suka M. et al. J Occup Health 2003;45(6):344-350)。

では、どうして不眠があると血圧が高くなるのでしょう。それは、自律神経のバランスが崩れ、緊張感を高める交感神経が優位に働き、過緊張状態を作り出すことが一因です。睡眠中の体は本来、体の緊張をゆるめる副交感神経に支配されますが、なんらかの睡眠障害を抱え、夜中に何度も目覚めるようなことが起こると、交感神経が働き始めるのです。

つまり、良質な睡眠をとっていない人、慢性的に睡眠不足の人は、高血圧になる確率が高く、これに運動不足、喫煙、大量飲酒などの悪《あ》しき生活習慣や肥満、脂質異常、糖尿病などの生活習慣病が重なれば、心疾患や脳卒中を発症するリスクが急激に高まってしまいます。

このようにして、①睡眠不足は食欲を増加させる（次項で詳述）→②睡眠不足では運動ができず、日中のエネルギー消費が低下する→③肥満する→④血圧や糖代謝が変化する→⑤高血圧、糖尿病を引き起こす→⑥不眠をさらに強める→⑦心臓病や脳卒中につながる、という〝負のスパイラル〟が形成されるのです。

睡眠と肥満の関係

「睡眠不足が肥満を作る」と言うと、驚かれるかもしれません。

肥満は、一般的に運動不足や食べ過ぎが原因と言われています。これは、まちがいではありません。食べ過ぎによって摂取カロリーが多くなり、それを消費する運動が不足し、摂取エネルギーが余れば太る、というのは明確な事実です。

では、睡眠不足と肥満にはどのような関係があるのでしょうか。実は、睡眠時間が短いと、食欲を増進させるグレリンというホルモンの分泌量が増え、逆に食欲を抑制するレプチンというホルモンが減少することが明らかにされています。

図表13を見てください。グレリンは、睡眠時間が短いほど血中濃度が高まる傾向を示し、レプチンは、睡眠時間が短いほど血中濃度は減少しています。つまり、睡眠不足は食欲を増加させ、エネルギーの過剰摂取につながりやすいのです。

徹夜をした時や睡眠不足時に食欲が急激に高まることがありませんか。深夜にスナック菓子を食べたくなったり、徹夜明けにラーメンを食べたくなったり……。これらは、睡眠不足によって、グレリンとレプチンの分泌量が変わり、食欲が増進したこと

図表13 睡眠時間とホルモン

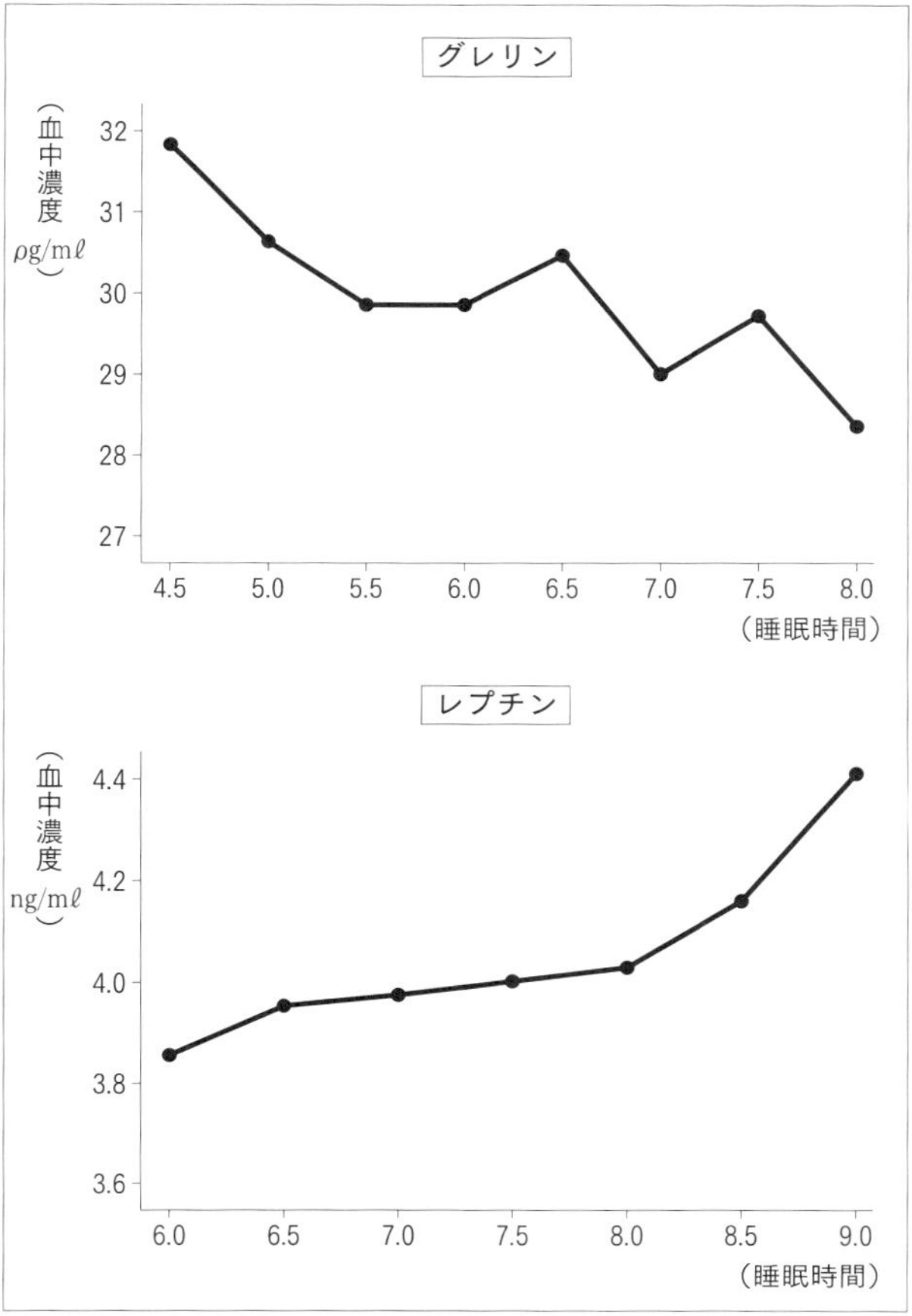

（Taheri S. et al. PLoS Med 2004;1(3):e62より）

が関係しています。やはり、不適切な睡眠は肥満を作る元凶なのです。

睡眠と糖尿病の関係

肥満は、多くの生活習慣病につながります。特に、メタボリックシンドロームや2型糖尿病（以下、糖尿病）には、肥満が大きく関わっています。

メタボリックシンドロームは、内臓脂肪症候群とも言われるように、文字通り内臓の周囲や、内臓と内臓の間に脂肪細胞を溜め込み、さまざまな症状を引き起こす状態です。男性は腹囲が85㎝以上、女性は同90㎝以上で、次の3項目のうちふたつに該当するとメタボリックシンドロームと診断されます。

○血圧（上が130㎜Hg以上、下が85㎜Hg以上）
○血糖値（空腹時で110㎎／dℓ以上）
○脂質（中性脂肪150㎎／dℓ以上またはHDLコレステロール40㎎／dℓ未満）

この診断基準については論議がありますが、内臓脂肪を過剰に溜め込み、放置しておけば、やがて糖尿病に行き着きます。

厚生労働省「平成十九年国民健康・栄養調査」によれば、糖尿病は、日本人の890万人が罹患し、予備軍を含めると2210万人に達しています。15歳以上の国民の5人にひとりがかかり、「国民病」と言えるほど急増しているにもかかわらず、その怖さを実感する人は少なく、健康診断などで糖尿病を指摘されても治療を受けず、放置している人が大半です。

糖尿病の怖さは、ほとんど自覚症状のないまま進行し、次第に重篤《じゅうとく》な神経障害、腎臓障害などを生じて、失明、下肢の切断という事態に進行するとともに、心血管病などのさまざまな症状を誘発し、やがて死を迎えることです。同省の統計によれば、二〇一一年には、1万4000人もの人が糖尿病で死亡しており、けっして侮《あなど》ってはいけない病気です。

それでは、睡眠と糖尿病の関係について見てみましょう。

日本の某電機会社の男性従業員2649名を8年間追跡調査したところ、糖尿病の発症率は、睡眠障害のない人に比べて入眠障害群では2・98倍、睡眠維持障害群では2・23倍になりました（Kawakami N. et al. Diabetes Care 2004;27:282-283）。

糖尿病は遺伝的要素、体質、生活環境などが複雑に絡《から》み合って発症しますが、そのひとつの誘因に睡眠不足が関わっているということです。

いっぽう、糖尿病の患者さんの30〜40％が不眠を訴えています。これは、不規則な生活習慣、糖尿病に合併する精神障害（うつ状態、不安など）、肥満による睡眠時無呼吸症候群などの呼吸障害、糖尿病による口渇《こうかつ》、多飲《たいん》、多尿《たにょう》などにより睡眠が中断されること、神経障害の合併により足のしびれや疼痛《とうつう》などで入眠が妨げられたり睡眠が中断すること、などが原因です。

つまり、適切な睡眠をとらないと糖尿病にかかる確率が高まり、糖尿病をすでに患《わずら》っている人に不眠が多いという事実は、悪しき睡眠習慣が糖尿病の発症と病状の推移に大いに関わっているということです。

次に、睡眠時間とHbA1c（ヘモグロビン・エーワンシー）の関係について述べます。HbA1cとは、全身に酸素を供給するヘモグロビン（赤血球）に、ブドウ糖が結合している割合を示す数値です。ヘモグロビンは、およそ１〜２カ月で代謝されるため、１〜２カ月の平均的な血糖値が把握でき、糖尿病における血糖コントロールと治療の指標になっています。

福岡歯科大学の大隈俊明《おおくまとしあき》助教（当時・九州大学）らは、「福岡県糖尿病患者データベース研究」に参加した２型糖尿病の患者さん４８７０名の睡眠時間とＨｂＡ１ｃの関係を調べ、糖尿病治療専門誌（Diabetes Care 2013;3）に掲載しました。

同研究によれば、ＨｂＡ１ｃ値がもっとも低いのは、６・５〜７・４時間眠っている被験者群です。睡眠時間がそれ未満か、逆に長い被験者たちは、相対的にＨｂＡ１ｃ値が高い傾向を示します。特に、４・５時間未満の短時間睡眠被験者群と８・５時間以上の長時間睡眠被験者群のＨｂＡ１ｃ値は共に高く、ＨｂＡ１ｃ値と睡眠時間の関連性はＵ字曲線を示すことが明らかになりました。

この種の研究は、国内外で多数行なわれており、いずれも睡眠不足がＨｂＡ１ｃ値を悪化させることを示しています。では、睡眠薬を使って糖尿病の患者さんの睡眠を改善すると、どうなるでしょう。

糖尿病専門医の小路眞護《しょうじしんご》医師が久留米大学在籍当時に実施した研究では、糖尿病の患者さんに睡眠薬で「良い眠り」をとってもらい、6カ月後にHbA1cの値がどのように変化するかを調べたところ、不眠をそのまま放置した群とコントロールした群では、後者のHbA1c値が有意に改善することが示されました。

このように、睡眠の量と質が、糖尿病に関わっていることが証明されました。

睡眠とうつ病の関係

ストレス社会と言われて久しい現代日本。さまざまなストレスにより、自殺も多く、大きな社会問題になっているのは周知の通りです。二〇一一年の厚生労働省の発表によると、うつ病を発症している日本人は推計95万8000人(東日本大震災の影響により、宮城県の一部と福島県を除く)とされます。

わが国では、うつ病は治療を受けていない方が多く、実際には人口の5%くらいは罹患しているというのが、精神科医の常識です。

うつ病は、生涯に数回、「抑うつ相《そう》」という非常につらい憂鬱《ゆううつ》な気分、それにともなって頭が回転せず何もやる気が出ないという時期が繰り返し現われる疾患です。憂鬱のあまり、自殺してしまうことも少なくありません。うつ病は遺伝的な素因、つまりうつ病になりやすい傾向のある人が、ライフイベントと言われる心理的、社会的ストレス要因にさらされることによって起こります。

うつ病の脳のメカニズムとしては、神経細胞間の情報のやりとりを司《つかさど》るセロトニンやノルアドレナリンが不足することによって生じると言われていますが、詳細はよくわかっていません。

うつ病患者さんのほとんどが、なんらかの睡眠障害を訴えます。特徴的なのは「早朝覚醒」という、2時から3時頃には目が覚めてしまう症状です。いっぽう、「過眠」という、睡眠時間が延長する症状も時々見られます。

生活リズムとうつ病とは相関関係があります。淡々《たんたん》と規則正しい生活を送っていた人が、一晩の徹夜や海外旅行の時差ボケで生活リズムを崩し、うつ病を発症したというケースや、逆に長い間うつ病で苦しんでいた人が、睡眠と覚醒のリズムを崩すと症状が快方に向かったというケースもあります。

ここで、その例を紹介しましょう。まず、主婦Aさんのケース。彼女は30代で5歳の娘さんを持つ母親です。昨年、娘さんが通う幼稚園の催《もよお》しで、子どもの英語劇を行なうことになり、娘さんが主役に選ばれました。

Aさんは、生真面目《きまじめ》で責任感の強い性格で、衣装の準備や舞台作りに励《はげ》んでいました。ところが、前日にアクシデントが起こります。娘さんの衣装に塗料がかかり、台無しになってしまったのです。Aさんはそれでも、新しい衣装を徹夜で縫《ぬ》い上げ、なんとか翌日の開演にまにあわせましたが、それ以来、体調がすぐれず、不安感や焦燥感にさいなまれ、私の勤務する病院に来院されました。

診断結果はうつ病。娘さんの演じる英語劇をなんとか成功させようと、数週間気を張り詰めていたことや、アクシデントで徹夜を余儀なくされたことなどでリズムが乱れたことから、うつ病が発症したと考えられます。

もうひとつは、長くうつ症状に苦しんでいた東北地方のBさんのケースです。彼は、通院にふだんは飛行機を使っていましたが、ある日、夜行列車で地元に帰ることがありました。すると翌日、「先生、元気になりました。夜行列車でほとんど眠れず徹夜になってしまいましたが、非常に気分がいい」と、たいへん喜んで電話をかけてこられました。

これは、うつ病治療に古くから用いられてきた「断眠療法（患者を眠らせない治療法、双極性障害などにも用いられる）」を、はからずも患者さん自身が行なったケースです。

このふたつのケースから、一晩の徹夜で睡眠リズムを崩してうつ病が発症したり、快方に向かったりするほど、睡眠がうつ病と密接に関わっていることがわかります。

うつ病の素因があり、かつ不眠を自覚する人のうつ病への移行を防ぐためには、睡眠と覚醒のリズムを一定に整えること。そのためには、再三《さいさん》述べるようですが、日中に外の光を十分に浴びるようにして、脳が円滑に機能するように努めましょう。生活については、仕事でストレスを溜めないように心がけること、帰宅後リラックスして十分睡眠がとれるように常に心がけることが大切です。

第6章

急増中の「かくれ不眠」

「かくれ不眠」とは、私もメンバーを務める睡眠改善委員会が名づけた症状で、別の呼びかたをすれば「軽度短期不眠状態」です。軽度短期不眠とは、「医学的に治療を要する不眠症の一歩手前の段階で、専門家の治療は特に必要ないが、放置しておくと、やがて本格的な不眠症につながる」状態です。

「かくれ不眠」の特徴は、軽度の不眠と関連して意欲がわかない、集中力が続かないなど、仕事に影響が出ることです。

「かくれ不眠」が増えている

さて、ここまで不眠がさまざまな病気の発症に関わっていると述べてきましたが、不眠は従来、「不眠症」と単なる「睡眠不足」に分類され、不眠症は専門医に治してもらう、単なる睡眠不足は放置しておいてもかまわないと考えられていました。

しかし、実際には不眠症と睡眠不足の間に、私たちが提唱する「軽度短期不眠」が存在します。私の外来を訪れる患者さんを見ても、不眠症、睡眠不足のどちらにも属さない人が多いのですが、ほとんどの人は、「自分は睡眠に問題を抱えている」と気づいていても、そのまま放置する人が目立ちます。

そこで、私たちはかくれ不眠の存在を社会的にアピールするために、睡眠改善委員会を立ち上げ、軽度短期不眠状態を次のように定義しました。

○軽度かつ短期的な不眠症状がある
○睡眠の悩みを抱えている
○良い睡眠への積極的な対処を行なっていない
○専門的治療が必要ではない

さて、あなたはいかがですか。毎日、十分な睡眠をとれていますか。昼間に眠気に襲われたり、仕事に集中できなくなったりすることはありませんか。

私たち睡眠改善委員会やある製薬会社が実施した調査では、働き盛りの約半数の人が睡眠に悩みを抱え、そのなかの約８割がかくれ不眠に該当することが明らかになりました。

もし、あなたも適切な睡眠がとれず、日中の活動に不具合を感じ、その状態が2〜3週間単位で続いているのなら、立派なかくれ不眠です。ところが、多くの人は「年のせいだから」「睡眠不足など現代人なら当たり前」「睡眠より仕事が大切」と、気にしていないようです。

「かくれ不眠」で年収が低下する

睡眠改善委員会が実施した調査では、「かくれ不眠者は、快眠者より個人年収が低くなる」という傾向が認められました。特に、働き盛りの40代男性と30代女性にその差が顕著です。

かくれ不眠者の年収は400万円未満が51・4%。対して、快眠者のそれは47・4%です。年収400〜600万円、600万円以上の割合では、いずれも快眠者はかくれ不眠者を上回っています。

また、仕事の業務量と勤務時間を調べると、40代男性で「以前より業務量が増えた」と感じる人はかくれ不眠者が28・6%、快眠者は11・4%、さらに、「以前より勤務時間が長くなった」と思う人も順に14・3％、12・9％と、いずれもかくれ不眠者のほうが多くなっています。この傾向は30代女性も同様です。

つまり、かくれ不眠者は「仕事の負担感が強くなっているにもかかわらず、年収が上がらない」ということです。

この現象は、個人の仕事に対する能力の問題もあるのでしょうが、やはり、睡眠の質が少なからず影響していると考えられます。つまり、かくれ不眠者は、睡眠によって得られる高度、かつ円滑な脳の機能を保てず、脳の働きを低下させ、意欲や集中力、処理能力、判断力などを衰えさせてしまうのです。このため、相対的に勤務時間が長くなり、仕事上のミスも重なることなどで、年収も上がりづらくなると考えられます。

やはり、良い仕事をするためには、ぐっすり眠って脳の機能を高めることが不可欠です。「睡眠を犠牲にして猛烈に働いても、その見返りは少ない」と意識してください。

「かくれ不眠」をチェックしよう

「もしかしたら、自分はかくれ不眠ではないか」と思われた方、睡眠をとっても寝たと思えない、疲れが取れないという方は、図表14の設問をチェックしてください。

さて、結果はいかがですか。この設問に1個でも該当すれば、かくれ不眠の可能性が出てきます。なお、不眠症状（図表14の★）が強い場合やチェック項目が10個以上ある場合は、ただちに専門医を受診してください。

「かくれ不眠」の5タイプ

睡眠改善委員会がインターネットを使って実施した不眠チェック調査には、現在、18万人以上の方にご参加いただいています。

二〇一一年七月時点での回答（4万5137名）を、因子分析（多数の要素に共通の特徴を求め、それらの要素をより少数の因子にまとめる多変量解析の手法）と非階層クラスター分析（回答傾向から回答者を似たものどうしに振り分ける多変量解析手法）を用いて解析すると、かくれ不眠は次の五つのタイプに分けられます。

図表14「かくれ不眠」チェックシート

- □寝る時間は決まっておらず、毎日ばらばらである
- □平日にあまり寝られないため、休日に「寝だめ」をする
- □起きた時に「よく寝た」と思えない ★
- □寝つきが悪いことが多い ★
- □夜中に何度か起きてしまうことがある ★
- □思ったよりも早く起きてしまうことがある ★
- □よく昼間に居眠りしてしまうことがある
- □集中力が途切れがちで、イライラすることが多い
- □最近、面白そうなことがあってもあまりやる気が出ない
- □自分は寝なくても大丈夫なほうだ
- □眠れないのは異常ではない
- □仕事が忙しいと、寝ないで夜遅くまで頑張ってしまう

★は不眠症状

©睡眠改善委員会

※タイプ（項目の平均チェック数／回答者における割合）

○**「初期かくれ不眠」タイプ（2・4個／20・4％）**——高年層男性に多い。不眠にともなう顕著な症状が発現しないため、睡眠改善を考える具体的な行動や必然性を意識する人が少ない。しかし、さまざまな環境変化により、睡眠が悪化するリスクも否定できず、この段階で、睡眠に対する正しい知識と改善意識を高めることが大切。

○**「生活不規則」タイプ（5・1個／13・7％）**——若年層や首都圏居住者に多い。夜ふかし、不規則な生活習慣、ハードワークなどで睡眠を妨げている。しかし、「忙しいと夜遅くまで頑張る」「起きた時によく寝たと思えない」と回答した人のなかには、睡眠を改善しようという積極的な意識も見て取れる。

○**「高ストレス」タイプ（5・6個／20・6％）**——30代までの若年層に多い。イライラ、無気力、無感動など、一見睡眠とは無関係と思えるメンタル面の問題が、実は睡眠不足による脳の疲労が原因になっていることも多い。不十分な睡眠にともなうさまざまな弊害、ストレスを抱えている。このため、他のタイプに比べ、睡眠改善意識が高い。

○**「眠りが浅い」タイプ（5・6個／33・4％）**――中高年層に多く、「眠れないのは年のせい」とあきらめる人が多いが、若い人も少なくない。睡眠を軽視したり、生活サイクルが乱れているわけでもないのに、なぜか眠れないと感じる人は、このタイプに含まれる。十分に眠ったつもりでも中途覚醒、不充足感、早朝覚醒などがある。

○**「自分は大丈夫」タイプ（8・6個／11・9％）**――かくれ不眠から、不眠症になる危険性がもっとも高い。自分は寝なくても大丈夫（過信）、眠れなくても当たり前（無関心）といった気持ちがあり、無意識のうちに睡眠を犠牲にする生活を送りがち。睡眠健康を軽視したり、不眠に慣れている若年層女性に多く、改善意識も低い。

「かくれ不眠」の影響とタイプ別対処法

「人づきあいが面倒だ。上司や同僚と飲む気にもなれない」「外出がおっくうで、身だしなみを整えるのも面倒くさい」あなたは最近、このようなことを感じたことはありませんか。

これは、かくれ不眠者を追跡し、「日常生活への影響」「仕事への影響」「人間関係への影響」を調査した結果、判明したさまざまな影響のひとつです。

たとえば、日常生活の影響では「集中力が続かない」「ゴロゴロすることが多くなった」「身体が重い・だるい」といった訴えが多く、仕事への影響では「仕事への意欲が下がった」「新しい仕事に取り組もうという意欲が弱くなった」「新しいアイデアや工夫がなかなか思いつかない」という回答が相対的に多くなります。

さらに、人間関係への影響では「人と話すのがわずらわしい」「怒りっぽくなった」「食事・飲み会などつきあいの回数が減った」という訴えが目立ちます。

これでは、健全な日常生活を送り、積極的に仕事に取り組み、良好な人間関係を構築することは不可能です。かくれ不眠者の年収が低い傾向にあることを前述しましたが、このような状態では、それもやむを得ないでしょう。

では、あなたがかくれ不眠とわかった場合、どのように対処すればよいのでしょうか。

次に、タイプ別のアドバイスを示しますが、かくれ不眠は135ページの定義のように、病気ではありません。したがって、専門医の治療（メディケーション）は必要なく、症状改善にはセルフケア（生活改善）とセルフメディケーション（睡眠改善薬の使用など）を心がけ、あくまでも、自分自身で改善することが基本です。

※治療別ゾーン（項目のチェック数）

○**「セルフケア」ゾーン（1〜3個）**――個々の生活改善に十分に留意し、健康と睡眠を維持するよう日々、心がけましょう。タイプ別では、「初期かくれ不眠」タイプが該当します。現時点では、軽いかくれ不眠が現われている程度なので、それほど心配することはありません。ただ、睡眠についてなんらかの問題があることはまちがいなく、将来、かくれ不眠に陥らないように注意しましょう。

○「セルフメディケーション」ゾーン（4～9個）――

「セルフケア」ゾーンと同様、個々の生活改善に十分に留意し、必要に応じて睡眠改善薬などを活用し、より充実した睡眠健康を確立しましょう。タイプ別にそれぞれ見ていきましょう。

「生活不規則」タイプの場合、今はまだ、実生活に支障をきたす弊害が見えにくく、睡眠不足も苦にならないという人も、知らず知らずのうちに気持ちが疲れたり、身体機能のバランスを崩したりする可能性が出てきます。健康状態が悪化する前に、不規則な生活を改善しましょう。

「高ストレス」タイプの場合、このまま放置すると、心身に悪影響を及ぼすことにもなりかねません。まず、ストレスの原因は不適切な睡眠にあると自覚することが重要です。そのうえで、積極的な睡眠改善を心がけましょう。

「眠りが浅い」タイプの場合、単に睡眠時間を長めにとるより、睡眠環境を整え、睡眠の質を良くすることを心がけましょう。もし、睡眠中に頻繁に目覚めるようなら、睡眠改善薬を服用してもいいでしょう。

「自分は大丈夫」タイプの場合、自分の眠りに対する過信を捨て、眠りの大切さを意識して、睡眠を含めた生活改善に早急に取り組むことから始めましょう。市販の睡眠計（電波センサーなどで睡眠時の呼吸、脈拍、体の動きを計測し、睡眠の状態を分析・可視化する）を利用して、自分の睡眠の様子を客観的に数値として測定することもおすすめします。この段階で放置すると、やがて心身の健康にさまざまな弊害が出てきます。

○「メディケーション」ゾーン（10～12個）――本格的な睡眠障害、またはそれに近い状態で、専門医による診断と治療が必要です。睡眠障害については、第7章で解説します。

良質な睡眠に誘う〝子どもの生活〟

かくれ不眠を克服し、質の良い睡眠を取り戻すためには、自分自身の力で睡眠環境や生活習慣を整えることを心がけましょう。その際、第3章の睡眠環境を参考にしていただくと共に、〝子どもの生活〟をお手本として、意識するようにしてください。

子どもの生活とは、「朝、昼、晩のご飯を一定の時間に食べる」「日光に当たる」「人とのコミュニケーションをはかる」ことです。小さい頃を思い出してください。朝が待ち切れず、すっきり起きて、学校へ行って勉強し、友だちと遊び、自宅に帰って夕食を食べれば眠くなるという生活だったと思います。これは、農耕民族の日本人にとって、理想的な生活のリズムです。このリズムを維持し、平均7時間程度眠れば、かくれ不眠はもちろん、各種の睡眠障害も改善できます。

しかし「それができないから、不眠症やかくれ不眠になるんだ」と反論する方もいらっしゃるでしょう。その場合、私は、市販の睡眠改善薬を積極的に使用することをすすめています。ただし、連用《れんよう》（続けて使用すること）は避けてください。睡眠薬については、終章で説明します。

第7章

症状でわかる睡眠障害

前章で「かくれ不眠」について述べましたが、睡眠に問題を抱える人のなかには残念ながら、本格的な睡眠障害と診断される人も少なくありません。

ただし、睡眠障害と一口に言っても、その病名や病態、原因は大きく異なります。また、数多くの症状が存在し、睡眠に関わる病気は、国際分類では、100種類をはるかに超えているほどです。ここでは、代表的な睡眠障害とその症状、治療法などを紹介しましょう。

寝つけず、何度も目覚める……不眠症

「不眠症」とは、文字通りなんらかの原因で十分な睡眠がとれない病態です。

日本睡眠学会の定義では「よく眠れない日が週に2回以上あり、床に就いてから眠るまでに2時間以上かかる（入眠障害）、あるいは睡眠途中に2回以上目が覚めたり（中途覚醒）、ふだんより2時間以上早く目が覚める（早朝覚醒）、といった状態が1カ月以上続き、さらに不眠のために苦痛を感じたり、社会生活、職業的機能が妨げられたりするのが不眠症である」とされています。

この場合、いくら眠れなくても、本人が苦痛を感じない、社会生活もうまくいっている場合は、不眠症に該当しません。

不眠症の症状には、入眠障害、中途覚醒、早朝覚醒の他に、眠りが浅くてすぐに目が覚める、夢ばかり見て眠った気がしないと訴えることが多い熟眠障害があります。

不眠症の原因は、『睡眠障害国際分類 第2版（ＩＣＳＤ－２）』では、精神生理性不眠症、逆説性不眠症、特発性不眠症、精神疾患による不眠症、薬剤や物質による不眠症、身体疾患による不眠症、など11の型に分けています。

このなかで、精神生理性不眠症とは、眠れないことにとらわれ、眠ろうと努力するとよけいに眠れなくなるもので、不眠症のなかで、もっとも多く見られます。

逆説性不眠症は、客観的には睡眠障害ではないにもかかわらず、自分は眠れないと思い込んでしまうタイプです。特発性不眠症とは、特に原因がないのに、小児期からずっと不眠が続いているものです。

治療は、生活指導をはじめ、不眠が過緊張を招き、さらに眠れなくなるという負のスパイラルを防ぐための自律訓練法、認知行動療法などを用いる心理療法、２５００

lx以上の光を浴びせる高照度光療法、そして、もっともよく用いられている、症状に適した睡眠薬を服用する薬物療法、などがあります。

昼間に、絶えず眠気《ねむけ》を感じる……睡眠時無呼吸症候群

「睡眠時無呼吸症候群」は、気道《きどう》すなわち呼吸をする時に空気が通過する部位が塞《ふさ》がってしまう「閉塞性《へいそくせい》睡眠時無呼吸症候群」、なんらかの原因によって呼吸中枢の働きが阻害されて起こる「中枢性《ちゅうすうせい》睡眠時無呼吸症候群」、さらに両者が合わさった「混合性《こんごうせい》睡眠時無呼吸症候群」などに分類されます。

ここでは、たびたび社会的な話題にのぼり、300万人以上の人がかかっていると推定されている閉塞性睡眠時無呼吸症候群（以下、睡眠時無呼吸症候群）について説明しましょう。

睡眠時無呼吸症候群は、肥満して、のどの組織に脂肪が蓄積している人や扁桃腺《へんとうせん》が肥大している人、顎《あご》の小さい人に起こりやすい病気です。そのような人が、眠ることで喉の筋肉がゆるむと、扁桃腺や脂肪で厚くなった部分が気道を塞ぎ、呼吸が停止し

ます。呼吸が停止すると、苦しくなって目が覚めてしまいます。また、呼吸が再開する時に大きないびきをかくことも特徴のひとつです。

１時間に５回以上、１回10秒以上、呼吸停止か低呼吸（呼吸量が正常の半分以下）、あるいは１時間に15回以上、無呼吸、低呼吸が起こると睡眠時無呼吸症候群と診断されます。

なかには、一晩に５００回以上も呼吸が止まってしまう人もいます。これでは、安眠など望むべくもなく、逆に目覚めなければ死に至るという深刻な状態です。したがって、この病気にかかると必然的に浅い眠りを余儀なくされ、昼間に絶えず眠気を感じる状況に陥ります。

睡眠時無呼吸症候群は、肥満した男性、特に首が短く太い人に起こりやすい傾向があります。このため、イギリスの作家チャールズ・ディケンズの『ピックウィック・クラブ』に登場する肥満者で、いつも居眠りばかりしている少年にちなみ、「ピックウィック症候群」とも、以前は言われていました。

いっぽうで、やせていても顎の小さな小顔の女性や、閉経後の女性にもリスクが高いことが知られています。女性は本来、女性ホルモン（プロゲステロン）が脳の呼吸中枢を刺激するため、男性より呼吸機能は安定しています。ところが、閉経し、このホルモンの分泌量が減少すると、睡眠時無呼吸症候群にかかりやすくなると言われています。

この病気になると、睡眠がしばしば中断されるため、慢性的な睡眠不足や疲労感にさいなまれます。そして、「自動車の運転中に大事故を起こしてしまうのではないか」「重要な会議中に居眠りをしてしまうのではないか」と、精神的に強いストレスを受け続けるという二重につらい思いをすることになります。

無呼吸があれば、吸い込む空気の量が減ってしまい、当然肺から取り込まれる酸素の量は少なくなります。そこで、少ない酸素をできるだけ利用するために、血液中のへモグロビンが増加します。へモグロビンは酸素を運搬する働きをしますが、これが増え過ぎると、「高へモグロビン血症」といって、血液の濃度が上昇し、いわゆる〝血液ドロドロ〟の状態になります。そうすると、血液が血管のなかで固まりやすくなり、血栓ができて、血液が臓器に届かなくなります。その結果、心筋梗塞や脳梗塞などの恐ろしい病気が起きてしまうのです。

厚生労働省は、睡眠時無呼吸症候群を放置すると、5年生存率は84％と報告しています。

このように、睡眠時無呼吸症候群は、単に昼間眠いという簡単なものではなく、命に関わる重大な病気です。さらに、この病気により大規模な自動車事故を起こし、多くの人命が奪われたケースもあるので、心あたりのある人は、早めに専門医の治療を受けるようにしてください。

治療は、原則として、無呼吸が1時間に20回以下の場合、就寝時にマウスピースを装着し、のどを広げ、気道が塞がるのを防ぎます。無呼吸が20回を超える場合はCPAP（シーパップ・経鼻的持続陽圧呼吸法）を用います。この装置は、睡眠時に強制的に空気を送り込み、のどが詰まらないようにするものです。

ただ、肥満に起因する睡眠時無呼吸症候群であれば、ダイエットがもっとも効果的な治療法です。睡眠薬やアルコールは、のどの筋肉の緊張をゆるめてしまうことがあるので、重症者は避けたほうがいいでしょう。

睡眠中に、脚《あし》の不快感で落ち着かない……むずむず脚症候群

「むずむず脚症候群」という病気を聞いたことはありませんか。これは、睡眠中に「虫が這《は》うようなむずむず感」を脚に感じ、睡眠が妨げられる病気です。

日本には現在、200〜500万人もの患者さんがいると推定されますが、このような不快感は糖尿病による神経障害などでも起こります。このため、医師もなかなか確定診断ができず、原因を特定するまでに長い時間がかかることもあります。

脚のむずむず感は人によって異なり、単純にだるい、熱い、冷たい、と表現する人もいれば、脚がピクッと動いたり、痙攣《けいれん》すると訴える人がいるなど、さまざまです。そして、内科や整形外科的に精査しても特に問題がなく、不眠や中途覚醒などの睡眠障害が認められると、むずむず脚症候群と診断されます。睡眠中だけでなく、日中にもこのような症状は起こります。また、コーヒーやアルコールを摂取すると、症状が出やすくなります。

しかし、なぜ脚がむずむずするのか、その原因はまだわかっていません。ある仮説では、A11（エーイレブン）と呼ばれる神経系の機能がなんらかの理由で障害され、

発症するのではないか、とも言われています。

Ａ11は、生命活動に不必要な信号（刺激）をブロックする働きがあり、その働きが弱くなると、脚からの不必要な信号が脊髄《せきずい》を伝わり、脳に送られ、がまんしがたい不快感に襲われる、というわけです。不快な症状が夜間に現われるのは、Ａ11の働きに欠かせない血液中の鉄分が減少するためではないかと考えられています。妊婦さんに症状が現われやすいことから、葉酸《ようさん》が不足すると発症するのではないか、という指摘もあります。

いずれにせよ、脚の不快感で眠れない場合は、専門医に早めにかかるようにしてください。

睡眠中に、意識がないまま暴れる……レム睡眠行動異常症

睡眠中に起こるさまざまな症状が「睡眠時随伴症《ずいはんしよう》」です。その代表的な病気、症状は睡眠時遊行症《ゆうこうしよう》（夢遊病《むゆうびよう》）、睡眠時驚愕症《きようがくしよう》（夜驚症《やきようしよう》）、夜尿症《やによう しよう》、寝言、歯ぎしりなどですが、最近は「レム睡眠行動異常症（ＲＢＤ）」が注目を集めています。

レム睡眠行動異常症は、筋肉がゆるみ脱力状態になるレム睡眠中に、体が動いてしまう病気です。なぜ体が動くのか、その原因ははっきりしていませんが、脳の神経細胞にレビー小体《しょうたい》という構造物ができることで発症する「レビー小体型認知症」の患者さんに発症しやすいとされています。

この病気の最大の問題は、レム睡眠中に悪夢や幻覚を見ると、意識のないまま動き出し、暴れたり、物を壊したり、隣で寝ているパートナーを殴《なぐ》る蹴《け》るなど暴力を振るいケガを負わせることがあり、最悪の場合、殺人事件につながる可能性もあります。

健康な人でも悪夢にうなされ、ベッドの上でのたうちまわることがありますが、その場合、途中でハッと目が覚めます。しかし、レム睡眠行動異常症の患者さんは、気づくまで暴れまくってしまうのです。しかも、多くのケースで、夢の内容は覚えているのに、暴力を振るったことや暴れたことは覚えていません。

治療には、てんかんの治療薬でもあるクロナゼパムなどを使いますが、特効薬的な効果は期待できません。現状では、パートナーと寝室を別にする、患者さんが自傷しないように寝室の環境を整える、などの対処法を取るしかありません。

驚くと力が抜けたり、突然眠る……ナルコレプシー（過眠症）

「いくら眠っても、がまんできない眠気に毎日襲われる」「大笑いしたり、驚くと、全身の力が抜けてしまう」日本人の６００人にひとりが、このような症状に悩んでいると言われています。

これは、「過眠症」のひとつで、「ナルコレプシー」と呼ばれます。過眠症にはこの他、これといった原因もないのに突然激しい眠気に襲われる「突発性過眠症」、強い眠気が不定期に現われる「反復性過眠症」などが知られていますが、ここでは、ナルコレプシーについて話を進めます。

ナルコレプシーは一八八〇年、フランス人医師ジャン＝バティスト＝エドゥアール・ジェリノーによって名づけられました。フランス語で、ナルコ（Narco）は「眠り」、レプシー（Lepsie）は「発作」を意味します。

ナルコレプシーには、次の四つの症状があります。ひとつめは、前夜にいくら眠っても、昼間に突然耐えがたい眠気に襲われ、５～20分ほど眠り込むことが日中に何回も起こること。

このため、普通なら眠気を催《もよお》すことのない、試験中や商談中など緊張する場面でも、本人の意思にかかわらず、強い眠気に襲われ眠り込んでしまいます。このため、怠《なま》けもの、社会的不適格者といった誤解にもとづくレッテルを貼られたり、急に眠り込むため重大な交通事故や産業事故を招いてしまうこともあります。

ふたつめの症状は、喜怒哀楽などの情緒を強く感じたり、非常に驚いたりすると数秒間体の力が抜けて、床に崩れ落ちたり、顎《あご》に力が入らず呂律《ろれつ》が回らなくなることです。これは、「情動脱力発作《じょうどうだつりょくほっさ》」と呼ばれます。これは、人間だけではなく動物にも現われます。たとえば、スタンフォード大学の研究センターで飼われているナルコレプシーの犬も、強い喜びを表わすと、突然倒れてしまいます。これは、映画にも記録されるほど有名なエピソードです。

三つめの症状は、若者たちの間では、心霊現象のひとつとして語られることもある金縛りです。18ページで説明したように、睡眠にはレム睡眠とノンレム睡眠があり、レム睡眠は浅い眠りで、筋肉の脱力が認められるのが特徴です。つまり、軽い睡眠のなかで、意識がうつらうつらするなかで、体が動かない状態が金縛りであり、医学的には「睡眠麻痺《すいみんまひ》」と呼ばれます。

ナルコレプシーの患者さんは、入眠するといきなりレム睡眠に入ることが少なくないのですが、そうすると寝入りばなに夢を見ることが多くなります。しかし、脳はまだ起きているような状態ですから、夢を非常に鮮《あざ》やかに感じます。これを「入眠時《にゅうみんじ》幻覚《げんかく》」と言い、四つめの症状です。

ナルコレプシーの原因は、まだ明らかにされていません。ただ、ナルコレプシーの患者さんは、HLA-DR2という抗体を持つ人が多く、なんらかの体質的要因が発症に関わっているのではないかと考えられます。また、最近、オレキシンという脳内物質の血中濃度の低下とナルコレプシー発症の関係が認められ、注目を集めています。

治療は、薬物療法が中心となります。日中の眠気を防ぐためには精神刺激薬が、情動脱力発作、入眠時麻痺、入眠時幻覚にはレム睡眠を抑える作用を持つ抗うつ薬などが用いられています。

なお、ナルコレプシーの発症は10代がほとんどで、40歳以上で発症することはめったにありませんが、いずれの場合も、一度発症すると長期的な治療が必要です。

どうしても、朝起きられない……概日《がいじつ》リズム障害

「朝起きられず、会社に遅刻することが多い」「明け方までゲームをしていて、なかなか眠れない」あなたはいかがでしょうか。もし、このような睡眠パターンを日常的に繰り返し、社会生活に支障をきたしているなら、「概日リズム障害」の疑いが出てきます。

私たちの生理現象（睡眠、覚醒、体温調整、心拍数の増減、ホルモン分泌量など）は、28ページで説明した通り、ほぼ24時間強の周期で繰り返し起こっています。これが概日リズムです。ところが、徹夜、夜ふかしなどを長く続けたり、加齢が原因で就寝時間や起床時間が前後にずれると、昼夜を問わず良質な睡眠がとれなくなってしまいます。

このような睡眠障害を概日リズム障害と言い、「睡眠相後退症候群《そうこうたいしょうこうぐん》」「睡眠相前進症候群《そうぜんしんしょうこうぐん》」「非24時間睡眠覚醒症候群」「不規則型睡眠・覚醒パターン」などに分類さ

れます。

睡眠相後退症候群は、夜ふかしを長期的に続けることで、睡眠時間がうしろにずれることが原因です。深夜の残業や明け方までゲームをしていれば、朝起きられなかったり、昼近くまで眠ってしまうのも当然です。不登校、遅刻、欠勤などにつながることから、今や、社会問題になっています。

睡眠相前進症候群は、高齢者に多く、睡眠時間が前にずれることで（概日リズムの前倒し）、夜が明ける前に目が覚めてしまう症状です。

非24時間睡眠覚醒症候群は、毎日同じ時間に就寝・起床しようとしても、およそ1時間ずつうしろにずれていく症状で、社会生活にうまく適合できない若年層に多く見られます。

不規則型睡眠・覚醒パターンは、睡眠と覚醒の時間が不規則で、昼夜にかかわらず、途切れ途切れに眠ったり、起きたりする症状で、高齢者や脳梗塞により体内時計のリセット機能が弱くなった人に見られます。

この他に、交代勤務による不規則な生活により、睡眠リズムが狂うのも概日リズム障害のひとつです。

概日リズム障害の改善には、一般的に、高照度光療法や睡眠導入薬が用いられますが、治療の成功は、本人の治療意欲と不規則な生活習慣の改善が非常に重要であることは言うまでもありません。

終章　睡眠薬の種類と使いかた

睡眠薬自殺、サリドマイド事件……。日本人は睡眠薬に対し、マイナスイメージを持つことが多いようです。しかし、現在、街の薬局で市販されている睡眠改善薬は、危険ではありません。自分の症状に適した薬を薬剤師に選んでもらえば、安全ですし、充実した睡眠を得ることができます。

睡眠環境や生活習慣を改善しても、どうしてもよく眠れないという人は、睡眠改善薬の使用を考えてみてはいかがでしょうか。

睡眠改善薬と抗《こう》ヒスタミン薬《やく》依存

不眠に対する薬には、大別《たいべつ》して「睡眠薬」と「睡眠改善薬」があります。これらの名称は、薬効《やっこう》（薬の効きめ）で分類されているわけではなく、一般に、病院などで医師から処方《しょほう》される薬（医療用医薬品・処方薬）を睡眠薬、街の薬局で処方箋《しょほうせん》なしで購入できる薬（一般用医薬品・市販薬）を睡眠改善薬と言っています。

現在、市販されている睡眠改善薬の多くは、抗ヒスタミン薬です。抗ヒスタミン薬は、かぜ薬や酔い止め薬として、広く用いられてきました。ヒスタミンはせき、くしゃみ、鼻水などのアレルギー症状を引き起こす物質ですから、この作用を抑制すれば、かぜの諸症状が改善します。

抗ヒスタミン薬を用いると、強い眠気を感じます。この副作用を逆に利用して作られているのが、睡眠改善薬なのです。ただし、最近のかぜ薬は、飲んでも眠くならない方向で開発されることが多いようです。

睡眠改善薬は、薬局で自由に購入できるので、安易に使う人も少なくありません。しかし、睡眠改善薬を使用する時は、抗ヒスタミン薬の依存にならないように注意しましょう。最初は睡眠改善薬1錠で眠れた人が、やがて2錠、3錠、さらに5錠、6錠と多めに飲まないと眠れなくなってしまうのです。これが抗ヒスタミン薬依存と言われる症状ですが、絶対に防がなければなりません。そのためには、睡眠改善薬の連用は避けてください。

睡眠に問題を抱えている人のなかには、「今日は眠れそうもないから、予防的に睡眠改善薬を飲む」人がいます。でも、これはまちがいです。睡眠改善薬は眠れない時に用いる薬で、予防のために飲む薬ではありません。実際にベッドに入り、眠れない時に限って服用するのが本来の使いかたです。

睡眠改善薬は、睡眠改善のファーストチョイスではありません。よく眠るためには睡眠環境を作り、睡眠・覚醒リズムをきちんと整えることがもっとも大切です。さらに、睡眠を妨げる不安や悩みなどストレスを抱えていないかを見直し、それでも眠れない時に睡眠改善薬を使うのです。すぐに薬に頼らない、という意識は常に持ち続けてください。

なお、市販薬は処方薬に比べて薬効は穏やかですが、比較的長く作用するという傾向があります。したがって、夜中に寝つけずにいて、起きるまでに数時間しか残っていない時に服用すると、翌朝に眠気が残ってしまうので、注意してください。

睡眠薬と持続時間

いっぽう、医師から処方される睡眠薬は「超短時間作用型」「短時間作用型」「中間型」「長時間作用型」と、薬効が持続する時間によって分けられています。

不眠の症状は、入眠障害、中途覚醒、早朝覚醒、熟眠障害に分けられます。入眠障害の患者さんは、寝つきさえ改善すればいいのですから、薬効は2～3時間の短時間作用型の薬を、早朝覚醒や熟眠障害の患者さんは長時間作用型や中間型の薬を用いるのが一般的です。

しかし、不眠の症状は単純ではなく、いくつかの型が合わさっていたり、経過のなかで、別の型へと変わることも稀《まれ》ではありません。

また、不眠症と思っていた患者さんが、実はうつ病だったということも、よく経験します。うつ病に限らず、不眠は、多くの精神障害にともなって出現します。身体の病気にも、不眠が見られることは少なくありません。

睡眠薬は、それらのことをすべて考慮して、処方することが必須であり、専門的な知識を持った医師によって処方されるべき、と私は思います。

睡眠薬の副作用

「どうせ朝まで眠れないから、長く効くお薬をください」という患者さんがいます。

しかし、長時間効果が持続する薬は、依存の問題に加えて、日中も眠気が持続するという「持ち越し効果」が出やすいので、注意が必要です。

依存には身体依存、精神依存、あるいは両方認められることもあり、依存が形成されると、睡眠薬を飲まないと眠れない、だから続けて飲む、また用量が増えるという負のスパイラルに落ち込みます。そして、薬をやめると離脱症状（禁断症状）に襲われ、非常にイライラする、まったく眠れない、さまざまな自律神経症状に悩まされる、頭痛、めまいがひどい、といった訴えが多くなります。

いっぽう、用量は増えないのに睡眠薬を服用しないとがまんできず、実際に眠れないという「常用量依存」という現象が生じることもあります。

したがって、睡眠薬も他の薬と同様に、医師の処方通りに服用し、自分勝手に薬の量を増やしたり、薬をやめたりするのは厳《げん》に慎《つつし》んでください。

さらに、睡眠薬のなかには「薬を飲んだあと、就寝しないと、服用後の記憶がいっさいなくなる」という種類の薬もあります。これは睡眠薬独特の記憶障害ですから、睡眠薬を飲んだらすぐに布団に入り眠る、という当たり前のことを必ず心がけてください。

高齢者の場合は服用後、筋肉の脱力が生じ、フラフラしてケガをするケースが少なくありません。高齢者が睡眠薬を飲む時は、本人はもちろん家族も気をつけなければなりません。

とはいえ、現在の睡眠薬は以前に比べ、危険ではありません。かつて、睡眠薬の多くは、意識を低下させ、いわば強制的に睡眠に陥らせるタイプのものでした。このため、誤って大量に飲むと、生命の維持機能までも阻害され、最悪の場合、死に至ることもあったのです。

しかし、現在は「ベンゾジアゼピン系睡眠薬」という、不安や興奮を鎮めて眠気を誘うタイプが主流です。また、メラトニンの受容体に作用して、体内時計を整えるタイプも含めて、「非ベンゾジアゼピン系睡眠薬」も開発され、比較的よく用いられるようになりました。これらの多くは、強引に眠らせるのではなく、睡眠を促すという意味で、睡眠導入薬という言いかたもされます。

現在の睡眠薬は、いずれも以前のものと比べて、副作用が少なく、安全性が高いものです。それでも、ふらつきを生じることがあるので、年配の方は、特に注意してください。何度も言うようですが、連用すると依存しやすくなるので、睡眠薬の乱用は絶対に避けるようにしてください。

睡眠薬を使った時の「睡眠の質」

自然に眠る睡眠と、睡眠薬を使って眠る睡眠の質に違いはあるのでしょうか。

その答えは「どんな睡眠薬を使っても、自然の睡眠にかなう薬はない」ということです。質の良い睡眠とは7~8時間続けて眠り、その間に深いノンレム睡眠と年齢に応じたレム睡眠が、良いリズムをともなって出現する眠りです。

睡眠薬を使った睡眠は、そこまで質の良い睡眠は期待できません。ただし、睡眠障害に悩み、全然眠れない人たちは、睡眠の質は別としてとにかく眠りたい、熟睡したいと思っています。ですから、睡眠薬を使った眠りでも、よく眠れたと自覚し、満足する人が多いのです。

したがって、眠れずに長期間悩んでいるなら、睡眠薬をまちがいのない方法で使ったほうがいいでしょう。その際は、かかりつけの内科医や婦人科医などではなく、睡眠障害に詳しく、睡眠薬の投与に対するトレーニングを十分に積んだ睡眠の専門医や、精神科医を受診し、良い睡眠をとるための正しい知識を得たうえで、睡眠薬の処方を受けることをおすすめします。

参考文献

『睡眠学』 日本睡眠学会編 朝倉書店
『ヒトはなぜ眠るのか』 井上昌次郎著 講談社学術文庫
『快適睡眠のすすめ』 堀 忠雄著 岩波新書
『脳に効く「睡眠学」』 宮崎総一郎著 角川ＳＳＣ新書
『万病をふせぐ眠り方』 宮崎総一郎著 サンマーク出版
『脳が冴える快眠法』 茂木健一郎著 日本能率協会マネジメントセンター
『睡眠という摩訶不思議な世界の謎を解く』 星 作男著 C&R研究所
『不眠・快眠』 毎日ムック 毎日新聞社
『本当は怖い「糖質制限」』 岡本 卓著 祥伝社新書
『『養生訓』病気にならない98の習慣』 周東 寛著 日本経済新聞出版社
『熟睡する技術』 古賀良彦著 メディアファクトリー
『いきいき脳のつくり方』 古賀良彦著 技術評論社

切りとり線

★読者のみなさまにお願い

この本をお読みになって、どんな感想をお持ちでしょうか。祥伝社のホームページから書評をお送りいただけたら、ありがたく存じます。今後の企画の参考にさせていただきます。また、次ページの原稿用紙を切り取り、左記まで郵送していただいても結構です。

お寄せいただいた書評は、ご了解のうえ新聞・雑誌などを通じて紹介させていただくこともあります。採用の場合は、特製図書カードを差しあげます。

なお、ご記入いただいたお名前、ご住所、ご連絡先等は、書評紹介の事前了解、謝礼のお届け以外の目的で利用することはありません。また、それらの情報を6カ月を越えて保管することもありません。

〒101-8701（お手紙は郵便番号だけで届きます）
祥伝社新書編集部
電話03（3265）2310
祥伝社ホームページ　http://www.shodensha.co.jp/bookreview/

★本書の購買動機（新聞名か雑誌名、あるいは○をつけてください）

＿＿＿＿新聞の広告を見て	＿＿＿＿誌の広告を見て	＿＿＿＿新聞の書評を見て	＿＿＿＿誌の書評を見て	書店で見かけて	知人のすすめで

★100字書評……睡眠と脳の科学

名前

住所

年齢

職業

古賀良彦　こが・よしひこ

杏林大学医学部精神神経科教授。医学博士。1946年、東京都生まれ。1971年、慶應義塾大学医学部卒業、同大学医学部精神神経科学教室から1976年、杏林大学医学部精神神経科学教室に入室。同大学医学部助教授を経て現職。専門は、睡眠障害と関連が深い統合失調症、うつ病の治療。日本催眠学会名誉理事長、日本ブレインヘルス協会理事長、日本薬物脳波学会副理事長も務める。著作に『いきいき脳のつくり方』『週末うつ』『熟睡する技術』など。

睡眠《すいみん》と脳《のう》の科学《かがく》

古賀《こが》良彦《よしひこ》

2014年 2 月10日　初版第 1 刷発行

発行者……………… 竹内和芳
発行所……………… 祥伝社《しょうでんしゃ》
〒101-8701　東京都千代田区神田神保町3-3
電話　03(3265)2081(販売部)
電話　03(3265)2310(編集部)
電話　03(3265)3622(業務部)
ホームページ　http://www.shodensha.co.jp/

装丁者……………… 盛川和洋
印刷所……………… 萩原印刷
製本所……………… ナショナル製本

Printed in Japan　ISBN978-4-396-11356-8　C0247